THOMAS ROCHE & ALISON TYLER

Heiße Spiele nur für ihn

Buch

»Du beobachtest uns, mich und meine Freundin, wie wir zusammen tanzen. Die Musik ist laut und hart, und der Drummer hämmert wie in Trance auf die straff gespannten Häute seines mächtigen Schlagzeugs ein. Die meisten anderen Gäste des Rockclubs tanzen genauso wild wie wir. Leuchtende Farben wirbeln vor meinen Augen, während sich die Tanzenden gemeinsam im Takt bewegen: verschwommene Punkte, aufreizend rot, golden glitzernd, gnadenlos schwarz. Nur du sitzt ganz ruhig an einem Tisch in der Ecke, trinkst langsam ein Bier aus der Flasche und beobachtest uns.

Dein starrer Blick verrät mir genau, was du denkst. Am liebsten würdest du deinen sehnigen Körper zwischen uns drängen und ausprobieren, wie du zu uns passt. Shelly wäre hinter dir, ließe ihre Finger über deinen muskulösen Rücken gleiten, ich wäre vor dir, würde deine Brust mit Küssen bedecken und immer weiter nach unten gleiten, würde meine Lippen öffnen und dich in den Mund nehmen.«

Autoren

Das Autorenpaar Alison Tyler und Thomas Roche gelten als Garanten für hocherotische Geschichten der Sonderklasse.

Außerdem lieferbar:

Alison Tyler & Thomas Roche,
Heiße Speile nur für sie (36307)

Thomas Roche &
Alison Tyler

Heiße Spiele nur für ihn

Aus dem Englischen
von Tanja Handels

BLANVALET

Die Originalausgabe erschien unter dem Titel
»His. 30 Erotic Tales Written Just for Him«
bei Pretty Things Press, Point Reyes, Kanada

Umwelthinweis:
Alle bedruckten Materialien dieses Taschenbuches
sind chlorfrei und umweltschonend.

Der Blanvalet Verlag ist ein Unternehmen
der Verlagsgruppe Random House.

1. Auflage
Taschenbuchausgabe Juli 2005

Umschlaggestaltung: Ifa Bilderteam
Satz: Buch-Werkstatt GmbH, Bad Aibling
Druck und Bindung: GGP Media GmbH, Pößneck
Verlagsnummer: 36308
UH · Herstellung: HN
Printed in Germany
ISBN 3-442-36308-X
www.blanvalet-verlag.de

Wasser, Wasser bringt mir her,
Dies Haus von Fleisch – ein Flammenmeer …

Robert Herrick

Für Tracy
TR

Für Sam
AT

Inhalt

Vorwort

Kaum etwas birgt so köstlichen Genuss wie eine erotische Fantasie, ein ganz privater Augenblick, in dem Sie von den abwegigsten Dingen träumen oder vergangene sinnliche Momente noch einmal lustvoll durchleben. Fantasien steigern den ohnehin schon wundervollen Reiz der Erwartung, offenbaren Ihnen die unzähligen erotischen Möglichkeiten, die in jeder sexuellen Begegnung verborgen liegen. Fantasien führen Sie an Orte, die nur in Ihrer Vorstellung existieren, und erlauben Ihnen zu sein, wer immer Sie sein wollen, und zu tun, was immer Sie tun wollen, mit einem schier endlosen Reigen von Partnern. Die lustvollen Träume, die durch Ihre Gedanken schwirren, verlocken dazu, sie Ihren erotischen Launen, Ihren Wünschen entsprechend zu gestalten.

Manche der Fantasien, die Sie in diesem Band finden, wirken auf einladende Weise vertraut; andere wiederum zeigen Ihnen etwas ganz Unerwartetes. Sie entdecken die unzähligen Freuden, die Ihnen bevorstehen, wenn eine Freundin Ihnen geheime Sehnsüchte offenbart, und Sie erleben, wie reizvoll es sein kann, wenn die langjährige Geliebte von ihrem erotischsten Traum erzählt. Leidenschaftliche Begegnungen mit verführerischen Fremden an ungewöhnlichen Schauplätzen stehen Ihnen bevor, doch Sie entdecken das Abenteuer auch im Schoß einer vertrauten Umgebung. Sie finden sich inmitten eines verwegenen nächtlichen Dreiers wieder, mit sinnlichen Frauen, die nichts weiter wollen, als Freude zu bereiten, die sich keinerlei Gedanken über Ort oder Zeitpunkt machen, sondern die erotische Gelegenheit beim Schopf ergreifen, sobald sie sich bietet. Sie geben sich dem Reiz einer Affäre hin und genießen jeden einzelnen verbotenen Augenblick. Sie führen verstohlene Gespräche mit einer heimlichen Geliebten und entdecken dabei, dass Wörter manchmal ebenso stimulierend sein können wie Taten.

Auf diesen Seiten werden Sie auch provozierende Erzählungen entdecken, die es wagen, Grenzen zu überschreiten, denn an den Schauplätzen Ihrer dunkelsten Fantasie ist alles erlaubt, die ganze Welt ist Ihre erotische Spielwiese. Erleben Sie die Freiheit, einmal eine neue Spielart auszuprobieren. Besuchen Sie einen Sexklub, und genießen Sie die Reize alter und neuer Liebhaberinnen. Probieren Sie aus, wie es ist, Ihre Liebste lustvoll zu versohlen, und zeigen Sie ihr, wie gut es sich anfühlt, unartig zu sein. Tauschen Sie für eine Nacht die Rollen, und erlauben Sie ihr, ihre männliche Seite zu erkunden. Vergessen Sie alle Hemmungen, unterwerfen Sie sich ihren erotischen Forderungen. All diese köstlichen Möglichkeiten liegen vor Ihnen wie ein sinnliches Festmahl. Sie brauchen nur noch auszuwählen.

Die Erzählerinnen dieser Geschichten sind Ihnen bereits begegnet. Sie sind an ihnen vorbeigegangen, in Bars und Klubs, im Einkaufszentrum oder im Café in der Innenstadt. Lassen Sie sich nicht von Äußerlichkeiten täuschen. Ob diese Frauen nun offen auf der Suche nach sexuellen Abenteuern zu sein scheinen oder süß und unschuldig wirken: In ihren Köpfen findet sich ein Reich erotischer Fantasie, das nur darauf wartet, von Ihnen entdeckt zu werden. Mit ihren glänzend roten Lippen sprechen sie unanständige Dinge aus, und genau so werden sie auch ihre frivolen Fantasien ausleben. Die verlockenden Geschichten in dieser Sammlung sind nur eine kleine Auswahl.

Lassen Sie sich von ihren sinnlichen Stimmen etwas ins Ohr flüstern. Lassen Sie sich von erotischen Wörtern und Träumen verführen. Machen Sie sich ihre Fantasien zu Eigen.

Barbara Pizio
Verlagsleiterin, *Penthouse Variations*

Jeden Freitagabend

Du beobachtest uns, mich und meine Freundin, wie wir zusammen tanzen. Die Musik ist laut und hart, und der Drummer hämmert wie in Trance auf die straff gespannten Häute seines mächtigen Schlagzeugs ein. Die meisten anderen Gäste dieses Rockklubs tanzen genauso wild wie wir. Leuchtende Farben wirbeln vor meinen Augen, während sich die Tanzenden gemeinsam im Takt bewegen: verschwommene Punkte, aufreizend rot, golden glitzernd, gnadenlos schwarz. Nur du sitzt ganz ruhig an einem Tisch in der Ecke, trinkst langsam ein Bier aus der Flasche und beobachtest uns.

Ich merke es schon lange vor Shelly. Ich sehe deinen Blick starrer werden, als ich einen Arm um ihre schmale Taille lege und sie enger an mich ziehe. Sie reagiert sofort, schmiegt ihre süßen Hüften an meine, eine beinahe zufällige Liebkosung. Die Wärme ihres Körpers lässt mich zittern, obwohl wir immer so tanzen. Überall, wo wir auftauchen, haben die Männer ihre Freude an uns. Die Musik macht uns an, der rockige Rhythmus lässt uns an viel heißere Sachen als ans Tanzen denken. Doch es macht uns noch mehr an zu wissen, dass die Männer jede unserer Bewegungen verfolgen. Shelly ist eine ganz helle Blondine, die perfekte Ergänzung zu meinen dunklen Haaren, meinen dunklen Augen. Wir passen ganz einfach zusammen. Körper zu Körper. Haut zu Haut.

Heute Abend trägt Shelly ein dunkelrotes Halterneck-Kleid. Schmale Satinbänder sind unter der Woge ihres langen blonden Haars zusammengebunden und fallen lose über ihren nackten Rücken. Ihre Haut ist sonnengebräunt, bronzefarben und schimmert durch den Glitzerpuder, den sie aufgelegt hat, kurz bevor wir ihre Wohnung verlassen haben. Ich mache mir einen Spaß daraus, meine Finger über den Knoten in ihrem Nacken gleiten zu lassen, als wollte ich die Schnüre aufziehen und ihren schönen Körper enthüllen. Nur einmal ziehen, und man würde alles sehen.

Während ich sie so berühre, wirft sie mir einen kurzen Blick über die Schulter zu. Sie bemerkt den Ausdruck in meinem Gesicht, und ihre unglaublich blauen Augen sagen: »Du unartiges Mädchen …«

Verstohlen schaue ich mich nach dir um und sehe in deinen Augen ein Echo dieser Worte. Stimmt, ich bin ein unartiges Mädchen. Das muss ich ja wohl auch sein, um so mit meiner Freundin zu tanzen. In aller Öffentlichkeit mit ihr zu tanzen, als wollte ich sie gleich hier auf der Tanzfläche flachlegen.

Dein starrer Blick verrät mir genau, was du denkst. Am liebsten würdest du deinen sehnigen Körper zwischen uns drängen und ausprobieren, wie du zu uns passt. Shelly wäre hinter dir, ließe ihre Finger über deinen muskulösen Rücken gleiten, ich wäre vor dir, würde deine breite Brust mit Küssen bedecken und immer weiter nach unten gleiten, würde meine Lippen öffnen und deinen Schwanz in den Mund nehmen. Meine Lippen sind heute glänzend dunkelrot geschminkt. Der klebrige Lipgloss heißt »Triple-X«, deswegen habe ich ihn auch gekauft. Ich sehe die Kussmundspuren vor mir, die ich auf deiner nackten Haut hinterlassen würde. Ich mag es, hinterher die Landkarte der Lust zu betrachten, jeden Kuss mit den Fingern zu berühren, um mich dann noch einmal auf denselben Weg zu machen.

Es macht mich heiß, mir vorzustellen, wie ich dir einen blase. Ich weiß, es würde dir sehr gefallen, wenn ich an deiner harten Rute entlanglecke, nur mit der Zungenspitze. Ich lasse meine Zunge zwischen deine Beine schlüpfen und sie mit einer kleinen Bewegung, flink wie ein Kätzchen, über deine Eier gleiten. Dann komme ich wieder nach oben und setze den ganzen Mund ein. Sauge dich in mich hinein, schlucke dich herunter. Ich kann mit Männern umgehen, ich weiß, wie ich mit meinem Mund alle Erwartungen erfüllen kann. Wenn ich vor einem Mann knie, lasse ich mir Zeit. Ich finde es wahnsinnig aufregend, einen erregten Liebhaber mit dem Mund zu befriedigen, zu sehen, wie sehr ich ihn zum Stöhnen bringen kann, nur durch meine Lippen, meine Zunge und meine Kehle …

Shelly dreht sich jetzt ein wenig, sodass sie direkt vor mir steht. Sie betrachtet mit lüsternem Blick den Bassisten, der mit Tattoos übersät ist, und ich nutze die Gelegenheit, umfasse sie und ziehe sie ganz dicht an mich heran. Sie kümmert sich nicht darum, was die anderen denken könnten, sondern schwenkt ohne Zögern ihre Hüften, und ihr wundervoller Hintern drängt sich eng an die Spalte zwischen meinen Beinen. Ich atme tief ein und rieche den Duft ihres Parfüms. Ich weiß, wie es heißt – ich stand neben ihr in dem noblen Laden in Beverly Hills, als sie es gekauft hat. Aber jetzt stelle ich mir vor, wie sie draußen am Strand duften würde, ihr Körper feucht von exotischem Sonnenöl und einem zarten Schweißfilm nach einem heißen Tag unter der Sonne von Santa Monica. Und ich stelle mir vor, wie sie lang hingestreckt auf meinem Bett aussehen würde, während du dich heftig über ihr bewegst. Zerwühlte weiße Laken. Körper, die miteinander verschmelzen.

»Er schaut her«, flüstere ich, beuge mich vor und drücke meine Lippen an ihren Nacken. »Er schaut her, Shell ...«

Sie wendet ein wenig den Kopf, um einen Blick über die Schulter zu werfen. Bald hat sie dich entdeckt und schenkt dir ein aufreizendes Lächeln, klimpert mit ihren dicht getuschten Wimpern, eine wortlose, sinnliche Einladung. Mehr brauchst du nicht als Ermutigung. Die Band dreht weiter auf, heizt uns weiter an. Ohne übermäßige Eile stellst du gelassen die Bierflasche ab und bahnst dir einen Weg durch die Menge. Ebenso langsam löse ich mich von Shelly und lasse dich zwischen uns gleiten. Meine Arme legen sich wie von selbst um deine Hüften, und ich ziehe dich fest an mich. Voller Erregung drücke ich meine Wange an dein schwarzes Hemd und spüre die Wärme deines Körpers. Wir tanzen jetzt nicht mehr zur Musik, zumindest nicht zu der Musik, die die anderen hören. Wir tanzen eine ganz besondere Samba, ineinander verschlungen, ein erhitztes Trio, aneinander gedrängt auf der schwarz-weiß gemusterten Tanzfläche.

Ich wünsche mir, dass wir nackt und allein sind, dann wünsche ich mir, dass wir *hier* nackt sind, auf der Tanzfläche, und vor aller Augen vögeln. Jede Bewegung, jeder Stoß würde von einer Menge lüsterner Zuschauer beobachtet. Du würdest uns beide abwechselnd bearbeiten, aber dabei keine von uns bevorzugen. Zuerst würdest du deinen steifen Schwanz in Shellys Muschi schieben und dich dann umdrehen und in mich eindringen mit deiner Rute, die von ihren Säften noch ganz glitschig wäre. Ich glaube, du wüsstest instinktiv, dass ich es härter mag als Shelly. Bei mir würdest du dich völlig verausgaben und die Zärtlichkeiten für sie aufsparen. Ich will es richtig spüren. Wenn ich gefickt werde, will ich es mit jeder Faser meines Körpers fühlen. Das versuche ich dir zu sagen, indem ich mich beim Tanzen an dir reibe. Ich versuche, dir eine wortlose Botschaft zu schicken.

Als die Musiker vor dem nächsten Set eine Pause machen, nehmen wir drei uns ebenfalls eine Auszeit, gehen rasch in die milde Nacht von Hollywood hinaus. Die hochsommerliche Hitze gibt der dunklen Nachtluft etwas Unwirkliches, als wären wir im Urlaub auf einer paradiesischen Insel, an einem Ort, an dem alles möglich ist.

Shelly geht voran, und wir beide, du und ich, bleiben ein paar Schritte hinter ihr und betrachten sie. Sie hat einen Wahnsinnshintern, mit dem sie jetzt besonders gekonnt wackelt, während sie in ihren aufreizenden Highheels den Bürgersteig entlangstolziert. Shelly weiß, dass wir sie anschauen, also legt sie einen extra Hüftschwung drauf, und ich muss lachen, weil sie so absolut schamlos ist.

Deine warmen Finger verschränken sich mit meinen, und du führst meine Hand an den Reißverschluss deiner Jeans, sodass ich deinen steifen, erwartungsvollen Schwanz spüre. Ich habe das Gefühl, mich kaum noch auf den Beinen halten zu können. Er ist so hart, dass ich es fast nicht mehr erwarten kann. Am liebsten würde ich mich gleich hier auf den rissigen Asphalt knien, meinen Mund öffnen und an deinem Schwanz lutschen, bis er hinten an meinem Gaumen anschlägt. Es ist mir ganz egal, ob ich mir Laufmaschen in den Strümpfen hole oder mich dreckig mache. Ich gebe einen leisen, wimmernden Seufzer von mir, um dir zu zeigen, wie sehr ich es will, doch du schaust mich streng an und schüttelst den Kopf. »Geduld«, murmelst du mir zu, deine ersten Worte an diesem Abend, und ich schlucke schwer und gebe mir Mühe zu warten, bis ich dran bin.

Ich bin heute mit dem Lieferwagen gekommen. Shelly erreicht die Ladefläche als Erste, klettert hinauf und lacht, als sie die zusammengerollte Matratze in der Ecke liegen sieht. Ich habe alle Vorkehrungen getroffen, um dieses erotische Abenteuer so angenehm wie möglich zu gestalten. Shelly löst die Gurte, rollt unser improvisiertes Bett auf der Ladefläche aus, und wir drei machen es uns darauf gemütlich. Über uns sehen wir die Sterne, und goldene Lichter, die Vorboten ferner Klubs, tanzen am Himmel.

Du sitzt in der Mitte der Matratze und wartest, bis Shelly und ich uns rechts und links von dir niedergelassen haben. Alle drei schauen wir nach oben, wie in eine stille Träumerei versunken, doch unsere Hände sind bereits geschäftig dabei, Knöpfe und Reißverschlüsse zu öffnen, Schuhe auszuziehen, Strümpfe und Strapse abzustreifen. Andere Hände helfen mir – deine Hände, Shellys Hände. Ich weiß, dass sie ihre Fingernägel in einem dunklen, tiefen Blau lackiert hat, das wie Neonlicht leuchtet. Ich weiß auch, dass sie am Mittelfinger der linken Hand einen silbernen Ring trägt. Ihre Berührungen sind sanft, aber entschlossen. Deine Hände sind anders. Rauer, stärker beansprucht. Du handelst ohne jedes Zögern, beginnst, den Reißverschluss zu öffnen, der sich von oben bis unten durch mein aufreizendes schwarzes Kleid zieht. Ich erschauere, als die silberfarbenen Metallzähne nachgeben, und plötzlich liege ich nackt da, in meinem offenen Kleid.

Shelly beugt sich über dich, um an mich heranzukommen, und du stöhnst dumpf auf, als ihre nackten Brüste deine Lippen streifen. Während Shelly mich küsst, öffnest du den Mund und beginnst, die Unterseite ihrer Brüste mit deiner Zunge zu reizen. Ihre Lippen auf meinem Mund fühlen sich warm und weich an. Ich strecke die Hand aus, greife in ihr volles Haar, ziehe sie dicht zu mir heran und lasse mich ganz in diesen Kuss hineinfallen. Sofort spüre ich Lust in mir aufsteigen, das Versprechen dessen, was noch kommen wird. Doch ich will mehr, und jetzt kann ich es nicht mehr für mich behalten. »Ich will ...«, sage ich, und mehr braucht es nicht. Es ist das Zauberwort, das die Tore unserer Lust aufspringen lässt.

Dann sind wir alle drei nackt. Ich steige auf dich, setze mich rittlings auf deinen fantastischen Körper, hebe mich nach oben, gleite wieder nach unten und finde genau den richtigen Rhythmus. Shelly nutzt deinen Mund für ihre Zwecke: Sie hält ihre Brüste mit den Händen umfasst und schiebt erst die eine, dann die andere rosige Brustwarze zwischen deine bereitwillig geöffneten Lippen. Wir stehen zwar in einer abgelegenen Ecke des Parkplatzes, aber wir sind keineswegs allein. Schließlich befinden wir uns in Los Angeles, und obwohl es spät ist, gehen immer noch viele Paare in den Klubs und Restaurants an dieser breiten Straße ein und aus. Mir gefällt der Gedanke, dass sie uns sehen könnten, wenn sie wollten, nur zufällig in unsere Richtung blicken würden. Ich mochte es schon immer, wenn mir jemand zuschaut, selbst wenn es nur die riesigen, sonnenbebrillten Augen von Angelyne sind, die von dem Plakat auf dem Dach eines nahen Gebäudes auf uns herabsehen.

Während ich dich immer schneller reite, gleitet Shelly nach unten zwischen deine Beine. Ich merke es, als sie anfängt, deine Eier zu lecken – deine Miene verändert sich. Deine Augen blicken einen Moment lang starr, dann werden sie plötzlich ganz weich. Ich stelle mir vor, wie sich Shellys warme Zunge wohl an deinen Eiern anfühlt. Ihr weiches Haar kitzelt meine Haut, während sie dich heftiger bearbeitet. Dein keuchender Atem setzt plötzlich aus, und als ich mich wieder mit den Schenkeln nach oben drücke, weiß ich, dass du gleich kommen wirst. Wir sind nur noch ein winziges Stück von dem befreienden Augenblick entfernt.

Ich beuge mich vor, reibe mich an deinem Körper, so wie ich es brauche, und mein Kitzler reagiert sofort auf diesen neuen Reiz. Als du in mir explodierst, hebst du mich hoch in den Himmel, und einen Augenblick lang glaube ich zu fliegen. Ich will weiter auf dir reiten, weitermachen, bis ich nicht mehr kann, doch kaum bist du gekommen, da stürzt sich Shelly auf mich, zieht mich von dir herunter und wirft mich auf die Matratze. Jetzt ist sie dran. Jetzt will sie alle Aufmerksamkeit, und sie weiß, wie sie das am besten erreichen kann. Erregt bringen wir uns in die Neunundsechziger-Stellung. Ich lecke Shelly, ohne nachzudenken, verliere mich in dem lustvollen Gefühl ihrer heißen Lippen an meiner Möse.

Sie verschmiert ihren Lippenstift auf meiner Haut. Ich spüre die ölige Feuchtigkeit an meinen empfindsamsten Lippen, und dann spüre ich, wie sie den Mund spitzt, um meinen Kitzler nur ganz zart zu reizen. Sie will, dass wir gemeinsam kommen, das spüre ich, ohne dass sie es sagen muss. Und ich weiß auch, dass sie länger braucht, um aufzuholen, und deshalb so sanft mit mir ist. Ich muss mein Verlangen zurückstellen. Am liebsten würde ich mich an ihren Mund pressen und mir holen, was ich brauche. Aber das wäre nicht fair. Also konzentriere ich mich auf Shellys Bedürfnisse und besorge es ihr, lecke und sauge und bewege meine Zunge so, wie sie es braucht, um zum Orgasmus zu kommen. Ich verliere mich in ihrem Duft, in der Welt zwischen ihren Beinen.

Ich höre, wie du anfängst, dir einen runterzuholen. Du kannst nicht anders, als du uns so miteinander spielen siehst, wie zwei geile, rollige Katzen. Ich weiß, dass du auf Shellys Rücken kommen wirst, sobald meine Zunge sie zum Höhepunkt bringt, und diese Vorstellung bringt mich zur Raserei. Das Unanständige daran. Der Gedanke, dass ich nur die Hand auszustrecken brauche, um die dicke, honigartige Flüssigkeit, die Reste deiner Lust, mit den Fingern zu berühren. Als du dich auf Shellys nackte Haut ergießt, seufzt sie auf und presst sich an meinen Mund, heiß und drängend. Ihr süßes Stöhnen hallt in meiner Muschi nach, und ich erreiche den Gipfel ganz kurz nach ihr. Verschlungene Glieder, ein Durcheinander aus Sex.

Hinterher sind wir alle drei ganz verschwitzt. Einfach nur verschwitzt und für kurze Zeit still, während wir hinten auf der Ladefläche mit unseren Kleidern hantieren. Dann strecken wir uns wieder aus, falsch zugeknöpft und nur halb angezogen. Wir liegen eng beieinander und schauen in den nächtlichen Himmel hinauf. »Das war unglaublich heute«, sagst du und drückst uns fest an dich. »Meine beiden Süßen.«

»Man hätte fast glauben können, du kennst uns wirklich nicht«, frotzele ich. Shelly lacht ihr glockenhelles Lachen, dreht sich um und umarmt dich. Denn genau das sagst du immer … jeden Freitagabend.

Ganz allein

Du sitzt mir auf dem Sofa gegenüber, und das erregt mich viel mehr, als ich mir je hätte träumen lassen. Es erregt mich, weil du mir zuschaust.

Ich trage das kurze Kleid, das dir so gut gefällt. Ich stütze ein Bein auf die Rückenlehne des Sofas, das andere habe ich auf den Boden gestellt. Ich trage kein Höschen, und meine Hand liegt da unten, zwischen meinen gespreizten Beinen.

Ich streichele ganz langsam meine Muschi. Ich bin schon sehr feucht, einfach nur, weil du mir zuschaust. Auf dem Couchtisch neben mir liegt mein Spielzeug; von Zeit zu Zeit sehe ich, wie dein Blick erwartungsvoll dorthin wandert. Ich kann gar nicht glauben, dass ich so etwas Unanständiges tue, dass ich dich zuschauen lasse. Ich kann es nicht glauben, aber trotzdem gefällt es mir.

Ich ziehe den Rock ein bisschen höher und klemme ihn fest, damit du meine Muschi gut sehen kannst. Ich glaube, du merkst erst jetzt, dass ich mich für dich rasiert habe. Du schaust etwas überrascht, und das macht mich gleich noch viel heißer. Dachtest du etwa, ich hätte unsere Unterhaltung von neulich vergessen, als du mir erzählt hast, wie sexy du rasierte Muschis findest? Und jetzt schien mir der richtige Moment dafür zu sein. Ich wollte sichergehen, dass du auch wirklich alles siehst.

Ich fange mit zwei Fingern an. Normalerweise nehme ich zuerst nur einen, aber ich bin schon viel zu geil, als dass mir einer reichen würde. Du schaust mit großen Augen zu, als sie hineingleiten. Ich stöhne ein wenig, winde mich auf dem Sofa, bewege meinen Körper im Takt des Techno-Beats aus der Stereoanlage. Ich schiebe die beiden Finger ganz in mich hinein und reibe mit dem Daumen an meinem Kitzler. Er ist hart, ganz hart, und es fühlt sich wunderbar an, daran zu reiben. Es macht mich so geil, dich anzuschauen, dass ich eigentlich sofort kommen könnte. Aber ich will noch nicht; ich will deinen Blick auf mir genießen und auch noch all die anderen Dinge, die ich tue, wenn ich allein bin.

Ich nehme den Vibrator und halte den tennisballgroßen Kopf an meinen Kitzler. Ich keuche, und meine Muschi zieht sich fester um meine Finger zusammen. Einen Augenblick lang schließe ich die Augen und sehe Sternchen. Als ich sie wieder aufmache, sehe ich, dass du deinen Schwanz mit der Hand umschlossen hältst und sie langsam auf und ab bewegst, während du mir zuschaust. Es ist, als wären wir in einer Peepshow, und ich würde für dich auftreten – und du vielleicht für mich. Dieser Gedanke macht mich noch viel erregter, und ich ziehe die Finger aus meiner Muschi und greife nach dem Spielzeug.

Zuerst nehme ich den kleinsten der drei Dildos. Er gleitet einfach so in mich hinein; ich bin so feucht, dass ich erst einmal gar kein Gleitmittel brauche. Ich drücke den Vibrator fester an meinen Kitzler und bäume mich auf, keuche vor Lust. Du bewegst deine Hand jetzt schneller, wirst immer geiler, weil du merkst, dass ich mich dem Höhepunkt nähere. Ich schaue dir unverwandt in die Augen, während du an deinem Schwanz reibst, und strecke noch einmal die Hand nach den Sachen auf dem Couchtisch aus.

Den mittelgroßen Dildo lasse ich liegen und greife gleich nach dem größten. Ich lege den Vibrator auf meinen Bauch, gerade lange genug, um die Spitze des Dildos mit Gleitmittel einzureiben. Dann stoße ich den Gummischwanz in meine Muschi, und er ist so dick, fühlt sich so gut an in mir, dass ich einen Moment lang glaube zu kommen. Aber nein: Ich bleibe an diesem Punkt, ganz kurz davor, und sehe zu, wie sich deine Hand an deinem Steifen auf und ab bewegt. Ich will, dass du vor mir kommst. Ich weiß selbst nicht, warum – ich will einfach nur deinen Schwanz spritzen sehen, will dein lustvolles Stöhnen hören, bevor ich mich gehen lasse. Wenn ich komme, will ich die Gewissheit haben, dass meine Lust an mir selbst dich auch befriedigt hat, die Gewissheit, dass ich dich nur durch meine Spielereien zum Höhepunkt bringen kann.

»Komm für mich«, sage ich.

»Fick deine Muschi«, sagst du mit einem Seufzer, und das klingt wie Musik in meinen Ohren. Ich bewege den großen Dildo in mir auf und ab und halte dabei den Vibrator fest an meinen Kitzler gepresst. Deine Hand bewegt sich jetzt wie wild, und ich weiß, dass du kurz davor bist zu kommen. Ich muss den Vibrator sanfter bewegen, ihn ganz wegnehmen, denn du machst mich so geil, dass ich fürchte, vor dir fertig zu sein. Dann weiß ich plötzlich, dass es so weit ist. Ich merke es daran, wie du dich windest, wie sich deine Hand verkrampft. Und dann schreist du auf, und dein Saft ergießt sich über deine Hand.

Die Woge reißt mich mit. Ich drücke den Vibrator an meinen Kitzler, bewege den Dildo schneller in mir und komme, noch bevor du fertig bist. Ich wälze mich auf dem Sofa hin und her, und du heizt mich noch weiter an mit deinem lustvollen Stöhnen, während du deinen Schwanz streichelst, der langsam wieder schlaffer wird. Mein Orgasmus hüllt mich völlig ein, und ich lasse mich hineinfallen, spüre die Lust mit jeder Faser meines Körpers. Unsere Blicke treffen sich.

Ich presse die Schenkel fest zusammen und muss den Vibrator ausschalten, um nicht laut loszuschreien. Entspannt gebe ich mich dem Gefühl hin, ausgefüllt und befriedigt zu sein. Ich lächle dich an, so kokett, wie es mir gerade noch möglich ist, weil ich weiß, ich habe den Traum erfüllt, von dem du mir erzählt hast. Ich hatte allerdings nicht damit gerechnet, dass du auch meinen Traum erfüllen würdest.

Aber das trifft sich wunderbar, denn ich habe vor, das wieder zu machen. Wieder und immer wieder. Ganz allein – nur wir zwei.

Ein absolutes Muss

»Im Ernst«, sagte meine Freundin Kate in sachlichem Ton. »Da muss man doch nicht lange überlegen.«

»Wie meinst du das?«

»Der Schnitt ist himmlisch, und die Farbe ist genau das Richtige für dich.« Sie ließ nicht locker und hielt mir das Negligee vor. Ein aufreizendes, spitzenbesetztes Nachthemd aus eisblauer Seide – so etwas hätte ich mir selbst nie ausgesucht. Eigentlich bin ich die Sorte Frau, die im Bett ein T-Shirt und Baumwollunterwäsche trägt. Aber Kate war so beharrlich, also ließ ich sie etwas für mich aussuchen, und jetzt begann ich langsam zu verstehen, warum sie eine Schwäche für schöne Unterwäsche hat.

»Gefällt es dir etwa nicht?«

Ich trug noch meine Straßenkleidung, doch es war ein heißer Nachmittag, an dem man so wenig wie möglich anzieht. Also hatte ich nichts weiter an als ein knappes weißes Top und einen kurzen Rock mit rosafarbenen und weißen Karos. Als Kate mir das Nachthemd vorhielt, spürte ich den weichen Stoff an meiner Haut und empfand das als sehr sinnlich.

»Ein absolutes Muss«, erklärte sie, den Blick in den Spiegel gerichtet. Und in diesem Moment sah ich dich, ein ganzes Stück links von uns, fast schon außerhalb des Spiegelbilds. Doch ich bemerkte deinen Blick, und du sahst, dass ich ihn erwiderte. Mit einem leichten Lächeln zogst du die Augenbrauen hoch wie zu einer stummen Frage, und ich nickte langsam zur Antwort. Ja, sagte ich mit dieser Kopfbewegung. Ja, auf jeden Fall, ja. Ich hätte zu allem Ja gesagt, zu jeder Frage, die deine Augen mir stellten.

»Fein«, sagte Kate, die mein Nicken als Entschluss verstand, das Fähnchen zu kaufen. »Jetzt schau ich mich selber noch mal um. Ich hab mir schließlich auch was Schönes verdient.« Sie merkte gar nicht, dass ich meine Augen nicht von dir lassen konnte, und dann war sie auch schon verschwunden, während du langsam näher kamst. Was hattest du eigentlich in der Damenabteilung verloren? Ich konnte es kaum erwarten, das herauszufinden.

»Hinreißend«, sagtest du leise, und ich schaute auf das Nachthemd in meiner Hand und nickte noch einmal.

»Nein, nicht das«, fuhrst du fort. »Du.«

Ich hätte zu gern etwas Schlaues erwidert, entspannt und gelassen reagiert, aber das gehört leider nicht zu meinen Stärken. Kate ist viel schlagfertiger als ich. Sie kann unglaublich gut flirten, weiß genau, was sie mit ihren Worten und aufreizend zweideutigen Bemerkungen bewirkt. Wenn wir zusammen ausgehen, unterhält Kate die ganze Bar, während ich mich eher auf ein schüchternes Lächeln und Blicke unter meinen langen, dunklen Wimpern hervor beschränke.

Um Zeit zu gewinnen, drehte ich mich vor dem Spiegel, hielt mir das Nachthemd noch einmal vor und spürte, wie meine Erregung wuchs. Weil du mich so angesehen hast. Weil wir zwei Fremde waren, mitten in der erotischsten Abteilung des ganzen Ladens, umgeben von Tangas, Spitzen-BHs und engen Korsagen. Und schließlich wusste ich, was ich tun würde.

»Ganz schön hart ...« Ich hielt inne und lächelte über deinen fassungslosen Blick. »Ich meine, es ist hart, sich zu entscheiden, ohne es anzuprobieren.« Ich schaute über die Schulter zu den Umkleidekabinen hinüber, und das genügte dir völlig. Ohne ein weiteres Wort gingst du voraus. Eilig, damit uns niemand bemerkte, liefen wir den Gang entlang. Ich war mir sicher, dass uns niemand gesehen hatte. Es war kaum jemand in der Abteilung, außer Kate, die in einer Ecke mit der Verkäuferin über BHs diskutierte, und einer Frau mittleren Alters, die sich ein Korsett ansah. Sonst niemand. Wer geht schließlich auch an einem Montagnachmittag Unterwäsche kaufen? Zwei allein stehende junge Frauen, die eine ganz besonders langweilige Vertriebstagung schwänzen – und du. Was hast du dort getrieben, zwischen den BHs und Höschen? Wolltest du etwas kaufen, für jemand ganz Besonderen? Oder hattest du mich einfach nur im Vorbeigehen gesehen und beschlossen, mich kennen zu lernen?

Aber eigentlich war das völlig unwichtig. Wichtig war jetzt nur, für uns beide eine Umkleidekabine zu finden – und zwar schnell.

Wir liefen zu der großen Kabine ganz hinten. Du hast dich auf den Hocker gesetzt, gespannt, was jetzt wohl geschehen würde, und es geschah sehr viel – mit mir. In mir veränderte sich etwas, als ich mich aus den leichten Sommerkleidern schälte und fast selbst nicht recht glauben konnte, dass ich das wirklich tat, mich vor einem Wildfremden auszog. Der Gedanke gefiel mir ausgesprochen gut und erregte mich noch mehr. Betont langsam zog ich mein Oberteil aus und zeigte dir, dass ich unter dem dünnen Lycra-Stoff keinen BH trug, dass meine Brüste frei und ungebunden waren. Dann streifte ich die Schuhe ab, öffnete den Reißverschluss meines Rockes und ließ den karierten Stoff zu Boden fallen. Ein kleines Lächeln spielte um meine Lippen, als ich so vor dir stand, fast völlig nackt, und darauf wartete, dass du mir das Negligee reichen würdest.

Doch das hast du nicht getan.

Stattdessen hast du dich hinter mich gestellt, sodass wir uns, wie vorher, beide im Spiegel sehen konnten. Du hast angefangen, ganz sanft meinen Nacken zu küssen, dann immer tiefer und tiefer meinen Rücken hinunter. Deine Hände waren damit beschäftigt, über meine nackten Brüste zu wandern und meine Brustwarzen zu stimulieren, um schließlich nach unten zu gleiten und durch das Höschen hindurch meine Muschi zu berühren.

»Ich muss es anprobieren«, erinnerte ich dich.

Du hast ein wenig geseufzt, weil das unsere Lust weiter verzögern würde, doch dann hast du nach dem Negligee gegriffen und es mir gegeben. Ich streifte das hübsche Etwas über und erschauerte bei dem liebkosenden Gefühl der Seide auf meiner Haut. Jetzt verstand ich genau, was Kate gemeint hatte. Das war etwas völlig anderes als die gute, alte Baumwollunterwäsche. Es fühlte sich an, als würde man sich einen Traum überstreifen.

Einen Moment lang starrtest du mich fassungslos an, als hätte ich mich gerade vor deinen Augen verwandelt. Dann hast du dich auf den Boden der Umkleidekabine gekniet und mir ganz langsam unter dem Nachthemd das Höschen ausgezogen. Ein unglaubliches Gefühl war das, gleichzeitig angezogen und nackt zu sein. Die glatte, kühle Seide streifte kurz über meine nackte Muschi, doch dann hast du mir den zarten Stoff bis zur Hüfte hinaufgezogen und deinen Mund fest an meine Spalte gedrückt.

Fast automatisch legte ich die Hände auf deine Schultern. Ich musste mich an dir festhalten, um nicht das Gleichgewicht zu verlieren. Denn dein Mund – ach, dein wundervoller Mund … von einer Sekunde auf die andere war ich wahnsinnig feucht. Du wusstest genau, wie du es machen, wie du meine Klitoris mit der Zungenspitze kitzeln musstest, um dann die Lippen meiner Muschi zu küssen, sie zusammenzudrücken, sodass sich die Feuchtigkeit über sie ausbreitete. Ich blickte auf, sah mein Spiegelbild und hätte die Frau, die mich da ansah, fast nicht erkannt. Was war das für ein Wesen, diese Verführerin, die es sich in einer Umkleidekabine von einem Wildfremden besorgen ließ? Einem sehr attraktiven Fremden. Und noch dazu einem ausnehmend gut bestückten Fremden, wie ich freudig feststellen konnte, als du dich aufgerichtet und deine Hose geöffnet hast, um mir deinen beeindruckenden Ständer zu präsentieren.

Ich wollte deinen Schwanz in mir spüren, noch nie hatte ich irgendetwas so sehr gewollt. Das Verlangen in mir war wie ein Urschrei. Eigentlich wollte ich dich einfach nur vögeln, aber vorher musste ich dich schmecken. Mein Körper sagte mir, was zu tun war.

Nimm ihn in den Mund, befahl mir mein Kopf. *Tu es, nimm ihn in den Mund.*

Ich ließ mich auf dem Teppich der Kabine auf die Knie sinken, nahm deine Position ein und öffnete den Mund, damit du deinen Schwanz hineinschieben konntest. Ich ließ meine Zunge daran entlanggleiten, freute mich an deiner seidig weichen Haut, dem wundervollen Gefühl deiner Haut an meiner Zunge. Ich badete dich in der Wärme meines Mundes, machte deinen Schwanz ganz nass mit meinem Mund, meinem Saugen. Ich bewegte den Kopf auf und ab, während ich dich bearbeitete. Doch ich war vorsichtig dabei. Schließlich wollte ich nicht, dass du kommst, ohne mir vorher das zu geben, was ich brauchte. Aber ich wollte dir ein wundervolles Gefühl schenken, wollte dich so weit bringen, dass sich deine Gedanken verwirrten und du kaum noch wusstest, wohin.

Als ich deine Hände in meinem Haar spürte, richtete ich mich auf. Ohne dass du etwas zu sagen brauchtest, nahm ich die richtige Stellung ein – meine Lieblingsstellung – und stützte mich mit den Händen am Spiegel ab. Mit gebogenem Rücken reckte ich dir den Hintern entgegen. Es ist absolut großartig, von hinten zu vögeln. An dieser Stellung gefällt mir einfach alles: Der Mann kann dabei völlig die Kontrolle übernehmen und mich mit seinen Händen und seinem ganzen Körper verwöhnen. Du hast sofort begriffen und deine Position eingenommen, das Nachthemd von hinten hochgehoben. Dann hast du meine Hüften gepackt und bist mit einem genussvoll langen Stoß in mich eingedrungen.

Wenn wir allein gewesen wären, in deiner Wohnung oder auch in meiner, ich hätte vor Lust geschrien. Ich konnte den Lustschrei in meinem Kopf hören: Er würde ganz leise und tief anfangen, wie ein Knurren, das immer lauter würde, während du mich ficktest. Aber hier konnte ich nicht schreien, zumindest nicht ohne Folgen. Schließlich waren wir ja an einem öffentlichen Ort. Also senkte ich den Kopf und erbebte, während der stumme Schrei in mir erklang und sein Echo lange in meinem ganzen Körper nachhallte.

Ich hatte diesen Fick wirklich nötig. Aber erst, als wir dabei waren, merkte ich, wie sehr. Ich merkte, dass meinem armen Körper so etwas schon viel zu lange gefehlt hatte. Dass ich Lust genauso dringend brauchte wie Nahrung und ein Dach über dem Kopf. Natürlich bin ich durchaus in der Lage, an meinem Kitzler zu reiben, mich selbst zum Orgasmus zu bringen, indem ich mit den Fingern kleine Kreise beschreibe oder meinen Vibrator auf die höchste Stufe schalte. Aber es ist doch etwas völlig anderes, von einem Mann gefickt zu werden. Es ist so viel befriedigender, gemeinsam mit einem Partner zum Orgasmus zu kommen, als es allein zu tun. Wahrscheinlich hatte Kate mich deshalb in diesen Laden geschleppt. Sie dachte sicher, wenn sie mich mit schöner Spitzenunterwäsche dazu bringen könnte, mich sexy zu fühlen, würde ich mich auch daran erinnern, wie wichtig diese Verbindung zu einem anderen Menschen ist.

Und jetzt erinnerte ich mich tatsächlich daran. Ich spürte die Bewegungen deines kräftigen Körpers. Deine Hände suchten nach der Spalte zwischen meinen Beinen, deine Fingerspitzen streiften leicht über meine Klitoris, liebkosten mich im perfekten Rhythmus. Mit deinen unermüdlich streichelnden Fingern hast du mich zum Höhepunkt geführt, sodass sich meine Muskeln fest um deinen Schwanz schlossen, als ich kam, wild und ungebändigt kam.

Ich sah meine weit aufgerissenen Augen, dann sah ich meine Augenlider flattern, sich beinahe schließen. Ich sah, wie sich meine Lippen öffneten, obwohl kein Ton herauskam, und ließ mich einfach fallen. Hinein in die Lust des Augenblicks und in die Bewegung, bis wir schließlich gemeinsam kamen. Dein Blick traf meinen im Spiegel und hielt ihn fest, während du deinen Schwanz tief in mich hineingestoßen hast. Ich spürte eine unglaublich starke Verbindung, als ich in die Augen eines Fremden sah und mein Körper unter den wundervollsten Empfindungen vibrierte, die ich je verspürt hatte. So fühlte ich mich, als ich kam. So wundervoll, so vollkommen …

»Und?«, fragte Kate, als wir gemeinsam aus der Umkleidekabine kamen. Mit großen Augen starrte sie zuerst auf das zerdrückte Nachthemd in meiner einen Hand und dann auf dich und die Visitenkarte, die du mir in die andere Hand schobst.

»Ein absolutes Muss«, sagte ich und lächelte dich an, damit du wusstest, dass ich dich bald anrufen würde.

Sitzplatz am Gang

Als ich dich zum ersten Mal sehe, sitze ich in der Abflug-Lounge. Ich versuche, nicht zu dir hinzuschauen, aber trotzdem muss ich immer wieder von meiner Zeitschrift aufblicken, während du dir deine Platzreservierung holst, dich dann mir gegenüber hinsetzt und gleich mehrere der breiten, bequemen Sitze in Beschlag nimmst. Du siehst umwerfend aus, bist unglaublich attraktiv in deinem klassischen dunklen Anzug, dem leuchtend blauen Hemd und mit der roten Krawatte. Als du dein Jackett ausziehst und es über die Rückenlehne neben dir hängst, sehe ich, dass das Hemd recht eng sitzt und deine breiten Schultern betont. Ich merke kaum, dass ich dich unverwandt anstarre, dass ich die Augen nicht von deinem Körper lassen kann.

Plötzlich richtest du den Blick auf mich und sagst: »Hallo«. Ich schaue wieder in meine Frauenzeitschrift und lächle ein wenig. Meine Augen offenbaren kaum die Bereitschaft zu einem Flirt. Ich erwidere deine höfliche Begrüßung nicht, du kannst von mir denken, was du willst. Ich bin in meine Gedanken versunken, und die drehen sich darum, dass ich dich will, einfach so, jetzt sofort. Ich will dich küssen, hier in der Abflug-Lounge, will mich auf deinen Schoß setzen und dich küssen, dir die Krawatte abnehmen, dein Hemd aufknöpfen und meine Wange an deinen Körper legen.

Ich lese gerade einen Artikel über den perfekten Blow-Job, darüber, wie man einen Mann vollkommen befriedigt. Das Foto dazu zeigt Brust und Bauch eines Mannes und eine Frau, die ihren offenen Mund an seinem Körper entlang nach unten gleiten lässt. Zwischen seinen gestählten Bauchmuskeln zieht sich eine Linie aus feinen Härchen hinab. Ich lese die Tipps, wie man es am besten machen soll, und stelle mir vor, wie die hübsche Frau auf dem Foto es diesem Wahnsinnstypen besorgt, stelle mir seinen Schwanz vor, der sich jenseits dieser perfekten Bauchmuskeln befindet und schnell steif wird. Dann stelle ich mir vor, wie ich es dir besorge. Meine Brustwarzen richten sich unter der Kostümjacke auf, drängen gegen die Bluse, zusätzlich eingeengt durch den Spitzen-BH. Ich spüre eine unwillkürliche Kontraktion zwischen den Beinen und weiß, dass ich feucht werde.

Ich lese den Artikel zu Ende, dann klappe ich die Zeitschrift zu und strecke mich. Noch einmal lächle ich dich an, und du lächelst zurück. Natürlich schaust du auf meine Brüste, während ich mich strecke, und bemerkst die harten Brustwarzen, die sich durch die Bluse drücken. Das sollte mir eigentlich peinlich sein, aber das Gegenteil ist der Fall. Ich fühle mich geschmeichelt. Ich bin fasziniert. Ich bin erregt. Ich bin feucht.

Scheinbar schüchtern senke ich den Blick, schaue zur Seite, auf der Suche nach der Flughafenuhr, dann auf meine Armbanduhr, und finde immer wieder einen neuen Vorwand, um die Augen durch den Raum schweifen zu lassen und dabei kleine Blicke auf dich zu erhaschen, ohne dass du merkst, dass ich dich anschaue. Ich schließe die Augen und lege den Kopf in den Nacken, aber unter den Lidern hervor sehe ich, wie du meinen Körper mit den Augen verschlingst. Ich denke an die Blow-Job-Tipps. Eigentlich recht banales Zeug, nicht mal von Deep-Throating ist die Rede – und trotzdem: Selbst die grundlegendsten Tipps machen mir jedes Mal Lust darauf. Ich kriege das Bild nicht mehr aus dem Kopf, wie ich zu dir hinübergehe, mich vor dich knie und all die Techniken, die ich gerade gelernt habe, in die Tat umsetze.

Ich schlage die Zeitschrift wieder auf und suche die Stelle, an der ich war. Zu dem Blow-Job-Artikel gehört ein weiterer, der beschreibt, wie eine Frau ihren Mann dazu verführen kann, sie zu lecken. Wieder ein Foto desselben Paares, von der Seite aufgenommen: Der Arm der Frau verdeckt in einer Geste der Ekstase geschickt ihre Brüste, während der Mann seine Zunge über ihren Bauch gleiten lässt.

Das Foto ist unglaublich anzüglich, fast ein bisschen zu provokant für eine solche Zeitschrift. Es lässt der Fantasie kaum noch Raum. Ich weiß genau, was er mit ihr machen wird; vielleicht hat er es ja sogar gleich nach dem Fototermin gemacht. Er ist wirklich der helle Wahnsinn. Ich stelle mir vor, wie sein hübsches Gesicht zwischen ihren Schenkeln verschwindet, wie ihr perfekter Körper sich windet, wenn seine Zunge ihren Kitzler gefunden hat.

Ihr Orgasmus ist intensiv, ihre Hände kneten ihre Brüste, und sie bäumt sich auf und drängt sich heftiger an ihn, drückt sich noch fester an seine Zunge. Ich schaue hoch und sehe, dass du volle, schöne Lippen hast und ein wohl geformtes Kinn mit einem leichten Bartschatten. Ich spüre diese winzigen Stoppeln fast körperlich an meinen Schenkeln, deinen Kopf zwischen meinen gespreizten Beinen, ich spüre die Wärme deiner vollen Lippen, deine Zunge an meinem Kitzler.

Du schaust mich immer noch an, mit forschem, fast schamlosem Blick. Ich weiß ja schon, dass dir meine Brüste besonders aufgefallen sind, aber als ich jetzt nervös die Beine übereinander schlage und die Schenkel fest zusammenpresse, wandern deine Augen auch dorthin. Mein Rock ist heute ein bisschen kürzer als sonst bei Geschäftsterminen, der Saum endet ein paar Zentimeter oberhalb des Knies. Ich bin es gewöhnt, die Blicke von Männern auf mich zu ziehen, aber bisher waren es keine so attraktiven Männer. Keine Männer, bei denen mir die Knie weich wurden, bei denen sich meine Brustwarzen aufrichteten und meine Muschi sich heiß und feucht anfühlte.

Ich muss dich einfach haben. Ich weiß, das geht eigentlich nicht, aber es muss sein. Seltsam, manchmal ist das einfach so.

Eine Durchsage verkündet, dass das Boarding in wenigen Minuten beginnen wird. Ich stehe auf und strecke mich, und ich weiß dabei genau, dass du mich anschaust. Ich lasse die Zeitschrift aufgeschlagen auf meinem Platz liegen. Dann schaue ich dich an und lächle. »Entschuldigen Sie, Sir«, sage ich. »Könnten Sie mein Gepäck kurz im Auge behalten? Ich möchte mich ein bisschen frisch machen, bevor wir an Bord gehen.«

»Aber gern«, erwiderst du, und deine Augen wandern von meinen Brüsten und meinen Beinen zu meinem Gepäck.

»Danke«, sage ich, drehe mich um und gehe. Ich spüre deine Augen auf meinem Hintern, spüre, wie du mich mit den Augen ausziehst. Was glaubst du wohl, was ich unter diesem braven Geschäftskostüm anhabe? Etwas Braves vielleicht?

Ich betrete die Damentoilette und suche mir eine freie Kabine. Als ich den Rock hochziehe, kann ich der Versuchung nicht widerstehen, meinen Stringtanga ein wenig beiseite zu schieben und ganz kurz meine Muschi anzufassen. Ich wusste ja, dass ich feucht bin, aber mir war nicht klar, wie feucht! Dass ich es jetzt weiß, erregt mich noch mehr. Ich ziehe den knappen, cremefarbenen String über die Schenkel nach unten, und mir fällt auf, wie feucht er ist. Richtig durchgeweicht. Ich ziehe ihn aus und stecke ihn in die Tasche. Dann rücke ich meine Strapse zurecht und vergewissere mich, dass die hautfarbenen Strümpfe auch richtig sitzen. Schließlich ziehe ich den Rock wieder herunter und richte dann in aller Ruhe mein Make-up vor dem Spiegel. Der rote Lippenstift ist vielleicht ein bisschen übertrieben, aber ich will ja schließlich nicht riskieren, dass du nicht begreifst. Den Lidschatten lasse ich allerdings weg. Dann ziehe ich die Haarnadeln aus meiner Frisur und lasse mein Haar offen auf die Schultern fallen.

»Danke schön. Ich revanchiere mich gern«, sage ich zu dir, als ich in die Abflug-Lounge zurückgekehrt bin.

»Ach was, das ist schon in Ordnung«, sagst du. »Wir gehen ja gleich an Bord.«

»Aber es macht mir wirklich nichts aus«, beteuere ich entschlossen. »Es ist gleich um die Ecke. Gehen Sie ruhig.«

Was denkst du in diesem Moment wohl? Du glaubst bestimmt, ich bin eine Diebin, eine Flughafen-Betrügerin, die sich jetzt gleich mit deinem Laptop davonmachen wird. Aber du nickst, bedankst dich und gehst in Richtung Toiletten.

Ich schaue mich um. Alle anderen Passagiere sind mit ihrem Gepäck beschäftigt, machen sich bereit, um sofort loszustürzen, sobald das allgemeine Boarding beginnt. Niemand beachtet mich, als ich mich über dein Jackett beuge und rasch etwas in eine Tasche schiebe.

Als du zurückkommst, bedankst du dich noch einmal. Ich nicke nur und reihe mich dann schnell in die Schlange ein. Ich will auf keinen Fall in deiner Nähe sein, wenn wir an Bord gehen. Ein Gespräch würde vielleicht alles zerstören, würde mir womöglich den Mut rauben. Eigentlich bin ich überzeugt davon, dass das passieren würde. Und ich will doch einfach nur, dass du so wundervoll bleibst, so atemberaubend und geheimnisvoll.

Als du schließlich dein Jackett übergezogen und dich in die Schlange gestellt hast, bist du ein ganzes Stück hinter mir. Ich muss mich zwingen, mich nicht nach dir umzudrehen, ein paar Minuten muss ich dir schon geben. Plötzlich denke ich mit Schrecken an alte, angebissene, zerschmolzene Schokoriegel, zerdrückte Kaugummis und uralte Visitenkarten von Leuten, an die ich mich gar nicht mehr erinnern kann. Und daran, dass ich solche Dinge oft in den Taschen meiner Jacken finde, wenn ich sie in die Reinigung bringen will. Aber Frauen haben ja schließlich Handtaschen. Männer greifen bestimmt viel öfter in ihre Jackentaschen.

Ich weiß nicht, wie das im Allgemeinen ist. Ich weiß nur eines: Als ich mit dem Ticket in der Hand auf das Gate zugehe und meinen Koffer wie ein Kinderspielzeug hinter mir herziehe, schaust du mich nicht mehr einfach nur an wie vorhin. Du ziehst mich nicht mehr einfach nur mit den Augen aus wie vorhin. Und als ich ein bisschen nach unten blicke, sehe ich, dass du deine Hand tief in der Jackentasche vergraben hast.

Ich lächle dich an, klimpere mit den Wimpern und fahre mir mit der Zunge über die rot geschminkten Lippen.

Du erwiderst mein Lächeln nicht. Wäre ich etwas unerfahrener, würde ich sogar glauben, du machst ein wütendes Gesicht. Aber das stimmt nicht. Ich erkenne es genauso klar wie die Silhouette eines Liebhabers im Mondlicht. Es ist Lust, reine, rohe, brennende Lust, und als ich den Blick auf deine Lenden richte, merke ich, dass du unbehaglich von einem Fuß auf den anderen trittst. Ich zwinkere dir zu und drehe mich dann um, um der Flugbegleiterin mein Ticket zu geben.

Du sitzt ein paar Reihen hinter mir, und ich bilde mir ein zu fühlen, dass du mich anschaust. Vielleicht siehst du, wie mein Haar über die Sitzlehne fällt, vielleicht betrachtest du die Rundung meiner Schultern, den Bogen meines Arms. Viel mehr kannst du von deinem Platz aus wahrscheinlich nicht sehen.

Wir haben beide einen Sitzplatz am Gang.

Ich blättere in meiner Zeitschrift, lese mir noch einmal die Sextipps durch, die ich ja schon kenne, und der Gedanke, sie in die Tat umzusetzen, erregt mich immer mehr. Ich bin mir sicher, dass du gesehen hast, wo die Zeitschrift aufgeschlagen war, als ich sie auf meinem Platz liegen ließ. Vielleicht hältst du mich ja jetzt für eine Anfängerin? Bestimmt nicht. Obwohl eine Situation wie diese tatsächlich neu für mich ist.

Natürlich bilde ich mir das alles nur ein, aber es hat sehr reale Auswirkungen auf mich. Ich spüre deine Ungeduld, spüre, dass du dich fragst, wann ich wohl etwas unternehmen werde. Ich weiß nicht, ob du ein Gentleman bist; ich habe nicht die geringste Ahnung. Ein Gentleman würde es mir überlassen, den richtigen Zeitpunkt zu wählen. Und das tust du.

Nach etwa einer Stunde Flugzeit, als ich es kaum noch auf meinem Platz aushalte, öffne ich den Sicherheitsgurt, stehe auf, strecke mich und ziehe die Kostümjacke aus. Vor den Toiletten hat sich noch keine Schlange gebildet. Ich sitze zwar näher am vorderen Teil, aber ich gehe nach hinten. Als ich an dir vorbeigehe, spüre ich deine Augen auf meinem Körper. Ich erwidere deinen Blick. Ich weiß jetzt, es wird passieren.

Ich betrete den Toilettenraum, schließe aber nicht ab. Es ist ungeheuer eng hier drin. Ich klappe den Toilettendeckel herunter, setze mich darauf und warte.

Mein ganzer Körper bebt vor Verlangen. Ich will dich. Als sich die Tür öffnet, bleibt mir fast das Herz stehen. Was, wenn es einer der Flugbegleiter ist oder ein anderer Passagier?

Aber du bist es. Du wirfst einen kurzen Blick über die Schulter, um sicherzugehen, dass dich niemand sieht, dann kommst du herein.

Du scheinst etwas sagen zu wollen, aber ich lasse dir keine Gelegenheit dazu. Ich beuge mich vor und drücke dich an die Tür, und du greifst hinter dich, um sie zu verriegeln. Gleich darauf bin ich auch schon dabei, deinen Gürtel zu öffnen, knöpfe deine Hose aus edlem Wollstoff auf und öffne den Reißverschluss. Dabei schaue ich dir unverwandt in die Augen, fasziniert von der nackten Lust, die ich darin sehe.

Du trägst Boxershorts. Durch die Öffnung hole ich deinen Schwanz heraus und nehme ihn in den Mund. Er schmeckt umwerfend, gleichzeitig fremd und vertraut und ein wenig salzig von den Lusttropfen, die ich ihm bereits entlockt habe. Ich nehme ihn so weit wie möglich in den Mund und lasse ihn dann wieder hinausgleiten, um Luft zu holen, lecke mit meiner Zunge rund um die pralle Eichel und liebkose ihn gleichzeitig mit der Hand. Ich spüre, wie deine Finger sanft durch mein offenes Haar streichen. Der Lärm der Triebwerke und der Klimaanlage übertönt dein leises Stöhnen. Ich lasse deinen Schwanz aus meinem Mund gleiten und fahre mit der Zunge daran entlang, befreie deine Eier aus den Shorts, um auch daran lecken zu können. Dann komme ich wieder nach oben und nehme ihn erneut ganz in den Mund, tief hinein, und spüre dich hart und prall in meiner Kehle.

Während ich an dir lutsche, schaue ich mich gründlich in dem kleinen Raum um. Als ich schließlich aufstehe, habe ich schon alles genau geplant. Ich spreize die Beine, stütze mich mit den Knien rechts und links von der Toilette ab und ziehe meinen Rock hoch. Überrascht es dich zu sehen, dass ich Strapse trage? Macht es dich an? Dass ich kein Höschen trage, wusstest du ja bereits, und du hast sicher auch eine Möglichkeit gefunden, daran zu riechen. Es wird dich also nicht überraschen, als du dich hinkniest, mich ein wenig nach hinten schiebst und deinen Kopf zwischen meine Schenkel senkst. Es wird dich nicht überraschen, dass ich unglaublich feucht bin.

Deine Zunge fühlt sich heiß an, und ich kann nicht verhindern, dass ich aufstöhne. Zum Glück sind wir im hinteren Teil des Flugzeugs, in der Nähe der Triebwerke, wo der Lärmpegel am höchsten ist. Mein Keuchen und mein leises Stöhnen gehen darin unter. Ich klammere mich am Waschbecken fest, und du drückst deine Zunge noch fester an meinen Kitzler. Ich bin kurz davor zu kommen, aber ich will erst kommen, wenn du in mir bist.

Ich schiebe dich sanft weg und muss mich dann fest an dich drücken, um mich umzudrehen. Ich ziehe den Rock noch höher, lege meinen Hintern frei – und erlebe eine Überraschung. Du kniest immer noch hinter mir, und jetzt beugst du dich vor, umfasst meine nackten Pobacken, schiebst sie sanft auseinander und lässt deine Zunge dazwischengleiten. Das hat bisher noch niemand mit mir gemacht. Mein Puls rast, als ich spüre, wie deine Zunge meinen dunkelsten Ort erforscht. Meine Muschi beginnt zu pulsieren, als du deine Zunge zwischen meinen Pobacken vergräbst. Für den Bruchteil einer Sekunde habe ich die Befürchtung, dass du mich vielleicht in den Hintern ficken willst – aber dann ist mir auch das egal. Ich will einfach nur mehr. Mehr von deiner Zunge, die an einer Stelle in mich eindringt, an der noch nie eine andere Zunge gewesen ist. Ich presse mich fest ans Waschbecken und spreize die Beine noch weiter. Meine Knie scheuern an der Metallwand.

Du schiebst dich an meinem Körper nach oben, drückst mich noch ein bisschen weiter nach vorn und führst deinen

Schwanz zwischen meine Beine. Ich spüre, wie die Eichel die Lippen meiner Muschi berührt, zwischen ihnen auf und ab gleitet, meinen Kitzler streift. Ich keuche. Schließlich findet dein Schwanz die Pforte, und du dringst sanft in mich ein. Ich spüre, wie die Eichel hineingleitet, als ich mich stärker gegen dich drücke. Um mich herum dreht sich das Flugzeug – sind wir in Turbulenzen geraten, oder liegt es nur an deinem Schwanz, der tief in mich eindringt? Ich werde es nie erfahren, denn im Augenblick spüre ich nur dein Fleisch an meinem und deinen Schwanz, der so tief in mich gleitet wie nur möglich. Schweigend, ein Gegenpol zu meinem unwillkürlichen Stöhnen, beginnst du, mich zu ficken.

Ich muss das Stöhnen ersticken, das in mir aufsteigt, muss mir auf die Lippen beißen, um nicht laut zu schreien. Ich bin so erregt, dass ich mich kaum noch unter Kontrolle habe. Fast habe ich das Gefühl, mir die Knie aufzuschürfen, als ich mich darauf stütze, um mich noch fester an dich zu pressen. Du fickst mich mit schnellen Bewegungen, als wärst du kurz davor zu kommen, als könnte unsere heimliche Nummer jeden Moment vorbei sein. Aber ich bin selbst so kurz davor, dass jetzt praktisch nichts mehr meinen Orgasmus verhindern kann, und als ich mit der Hand an meinen Kitzler fasse, ist nur noch eine kleine Berührung nötig, und ich explodiere. Ich versuche, mein Stöhnen zu unterdrücken, während meine Muschi deinen Schwanz umklammert. Ich bin kaum fertig, da spüre ich, dass auch du mit Lustschreien ringst, und dann fühle ich ein heißes Pulsieren in mir, als du meine Muschi mit deinem Saft überschwemmst.

Über das Waschbecken gebeugt, schaue ich mich nach dir um und sehe die nackte Lust in deinen Augen, die ich bereits kenne.

Du küsst mich nicht, schaust mich nur streng an, als du

deinen Schwanz, der von meinem und deinem Saft ganz verschmiert ist, wieder in der Hose verstaust, den Reißverschluss hochziehst und den Gürtel schließt.

Dann lächelst du, wie in der Abflug-Lounge, als du begonnen hast, mit mir zu flirten. Du steckst die Hand in die Jackentasche und ziehst mein Höschen heraus. »Das brauchen Sie sicher noch«, sagst du.

»Ich glaube nicht«, erwidere ich, nehme es aber trotzdem.

Als du fort bist, lasse ich mir etwas Zeit, um mich wieder zu beruhigen, um die Illusion aufrechtzuerhalten, dass nichts Außergewöhnliches passiert ist.

Ich schaue nicht zu dir hin, während ich zu meinem Platz zurückkehre. Nach der Landung wage ich einen kurzen Blick, den du ungerührt erwiderst. Wir lächeln uns an und schließen uns dann dem langsamen Strom von Menschen an, die den Flughafen verlassen.

In dem Labyrinth aus Gängen und Korridoren verliere ich dich aus den Augen. Erst als ich bereits ein Taxi angehalten und dem Fahrer mein Ziel genannt habe, merke ich, dass in der Tasche meiner Kostümjacke etwas knistert. Ein Flugplan aus einem Reisebüro mit dem Namen des Passagiers und seiner Geschäftsadresse. Und die Abflugzeiten für einen Inlandflug in der nächsten Woche.

Ich sehe, dass der Flugplan auch bereits eine Platzreservierung enthält.

Du hast einen Sitzplatz am Gang.

Eine Gutenachtgeschichte

Ich will ehrlich sein. Eigentlich wollte meine Mitbewohnerin Justine dich unbedingt lesen hören. Sie hatte deinen Namen in der Zeitung angekreuzt, und als ich anfing zu jammern, weil ich nicht mit wollte, wies sie zu Recht auf unzählige Veranstaltungen hin, auf die ich sie geschleppt und bei denen sie sich zu Tode gelangweilt hatte.

»Zwing mich nicht«, bettelte ich. »Ich bin müde.«

Ohne dieser lahmen Entschuldigung Beachtung zu schenken, bestand sie darauf, dass ich mit in die Buchhandlung ein paar Straßen weiter komme. »Er ist sehr intensiv«, sagte sie. »Seine Worte werden dich zum Schmelzen bringen.«

»Na gut«, sagte ich. Der Grund, dass ich schließlich doch mitkam, war keineswegs die Aussicht zu schmelzen. Ich hatte das Autorenfoto hinten auf dem Schutzumschlag gesehen, und obwohl ich wirklich nicht der Typ für Schwärmereien bin, war ich doch äußerst angetan.

Eigentlich kann ich schon mit dem Konzept Autorenlesung nichts anfangen. Ich meine, wozu soll so was gut sein? Warum geht da überhaupt jemand hin? Kurzgeschichten sind dazu da, vom Leser gelesen zu werden – allein und in den eigenen vier Wänden. Zumindest bin ich dieser Ansicht. Literatur ist schließlich etwas anderes als ein Drehbuch: Sie ist nicht als Text für Schauspieler gedacht. Doch als Justine und ich in die Buchhandlung kamen, war es bereits rappelvoll. Die Allgemeinheit schien meine Ansichten also nicht zu teilen. Und das Publikum war offensichtlich der Meinung, dass es etwas Besonderes wäre, dich lesen zu hören.

Justine und ich fanden noch einen Platz ziemlich weit hinten und sahen zu, wie du das Podium betratst. Einen Augenblick lang nahm ich nichts mehr von meiner Umgebung wahr. Ich weiß, dass aus der Ecke mit den Bilderbüchern Kindergeschrei ertönte und dass draußen auf der Straße irgendein Autofahrer rüde die Hupe betätigte – aber ich sah nur dich.

Die Lesung war göttlich. Du bist ein guter Schriftsteller, aber – und das ist bei einem solchen Anlass noch viel wichtiger – du bist vor allem ein guter Darsteller. Die meisten Autoren verlieren sich in ihren eigenen Werken. Entweder sie nuscheln, oder sie lesen viel zu schnell, weil sie unbedingt noch zu einer »richtig guten Stelle« kommen wollen, oder aber sie sind so von sich selbst überzeugt, dass man sie auf den ersten Blick verabscheut. Du warst völlig anders. Es gelang dir, die Zuhörer mit feinsinnigem Witz und sympathischen Scherzen für dich zu gewinnen, und während du gelesen hast, war es so ruhig im Publikum, wie es in einer belebten Buchhandlung mitten in Berkeley nur sein kann. Am Ende bekamst du tosenden Applaus, und dann verkündete eine Frau, der man die Buchhändlerin schon von weitem ansah, du seist gern bereit, deine Bücher zu signieren.

Justine hatte bereits ein Exemplar und reihte sich in die Schlange derer ein, die deinen Namen schwarz auf weiß nach Hause tragen wollten. Ich war immer noch neugierig auf dich, also stellte ich mich neben Justine und tat so, als wollte ich ihr nur Gesellschaft leisten. Es dauerte lange, bis wir schließlich dran waren. Als wir vor dir standen, hast du Justines Buch signiert, aber ich spürte dabei deinen Blick. Ich lächelte dich an, und als du mich fragtest, ob ich auch etwas zum Signieren hätte, schockierte ich Justine zutiefst.

Ich weiß nicht genau, was da über mich gekommen ist. Aber als wärst du ein Rockstar und ich ein wild entschlossenes Groupie, rollte ich den Ärmel meines leichten schwarzen Häkelpullovers hoch und hielt dir die empfindliche Innenseite meines Handgelenks hin. Du hast deine Unterschrift ohne Zögern daraufgesetzt, und ich kicherte wie ein kleines Mädchen und hauchte: »Ich werd mich nie wieder waschen.«

»Das war so was von unmöglich!«, zischte Justine und zog mich mit sich fort. »Wie kannst du nur!«

»Immerhin hab ich ihm nicht die Brust hingehalten«, erwiderte ich. Dann schaute ich auf mein Handgelenk – und las den Namen eines Hotels und eine Zimmernummer. Als ich einen Blick über die Schulter warf, schautest du mir immer noch nach.

Ich musste meinen ganzen Mut zusammennehmen, um tatsächlich in dein Hotel in der Innenstadt zu kommen. Natürlich bin ich eher draufgängerisch, das wirst du sicher gemerkt haben, aber so draufgängerisch nun auch wieder nicht. Ich erzählte Justine nichts davon, sondern sagte ihr nur, ich müsse noch mal weg, und machte mich auf den Weg. Ich setzte mich in die ausgesprochen elegante Bar des ausgesprochen eleganten Hotels, und während ich an einem Glas Wein nippte, versuchte ich, mir über die grundlegende Frage klar zu werden: Gehen oder bleiben? Und so hast du mich vorgefunden. Du hast dich auf den Barhocker neben mir gesetzt und mir die Hand hingestreckt, um dich vorzustellen.

»Ich weiß doch schon, wer du bist«, sagte ich lächelnd, gab dir aber trotzdem die Hand.

»Aber ich weiß nicht, wer du bist …«

Ich habe dir meinen Namen gesagt, und du hast ihn wiederholt, als würde dir sein Klang gefallen.

»Normalerweise mache ich so was nicht …«, begann ich und strich mir mit der freien Hand das Haar aus dem Gesicht.

»Ich auch nicht«, sagtest du und zeigtest auf mein Handgelenk.

»Was machen wir dann?«, fragte ich. »Wenn wir so was beide nicht machen?«

»Vielleicht könnten wir es ja doch machen …«

Und das genügte. Du legtest etwas Geld auf den Tresen, um meinen Wein zu bezahlen, dann gingen wir gemeinsam zu den Fahrstühlen hinüber. Ich spürte, wie nah wir beieinander standen und wie viel näher ich dir gern gewesen wäre. Als der Fahrstuhl kam, warteten wir ungeduldig, bis sechs Leute ausgestiegen waren, und gingen dann hinein. Zu meiner Überraschung waren wir allein. Zu meiner Überraschung, aber auch zu meiner großen Freude.

Der Fahrstuhl fuhr los, und du hast mich so gedreht, dass ich nach draußen schauen konnte. Die gläsernen Aufzüge dieses edlen Hotels sind weltberühmt. Von unserem Aussichtspunkt überblickten wir San Francisco, sahen die strahlenden Lichter und das Verkehrsgewühl unten immer kleiner und unbedeutender werden, je höher wir stiegen. Ich spürte, wie du dich an mich gedrückt hast, dein steifer Schwanz hart an meinem Hintern, und schloss seufzend die Augen. Offenbar konntest du mein transparentes Spiegelbild in der Scheibe sehen, denn du sagtest leise: »Nein, schau hin …«

Bei diesen Worten öffnete ich die Augen wieder, und im selben Moment hast du die Arme um mich gelegt und dich vorgebeugt, um meinen Nacken zu küssen. Ach, wie gut sich das anfühlte. Mehr als gut. Dein warmer Mund auf meiner Haut, deine feuchten Lippen an genau der richtigen Stelle. Mit diesem einen Kuss hast du mir Schauer durch den ganzen Körper gejagt. Ich sah, dass auch mein Gesicht diese Lust widerspiegelte. Sah den violetten Schimmer in meinen Augen und wie sich meine vollen Brüste hoben, als ich tief Luft holte. Du hast mein Kleid nach oben und mein Höschen nach unten geschoben und dann geduldig gewartet, bis ich es ganz ausgezogen hatte. Der zarte Stoff flatterte an meine nackte Haut, und ich seufzte wegen des wunderbaren Gefühls, angezogen und doch nackt zu sein. Unangemessen bekleidet für einen öffentlichen Ort.

Dann spürte ich deinen Schwanz, wie er sich erst an meine Hüfte drückte und dann von hinten in mich hineinglitt. Ich presste die Handflächen an die Scheibe, und du drangst tief in mich ein. Und immer noch bewegten wir uns, stiegen höher und höher …

Der Klang der Fahrstuhlglocke ließ uns innehalten, und du schlangst schnell die Arme um mich, als die Türen aufgingen. Ein älteres Ehepaar kam herein. Beide grüßten freundlich und drückten dann auf den Knopf für ihr Stockwerk.

»Gefällt Ihnen die Aussicht?«, fragte die Frau, ohne zu wissen, dass du immer noch in mir warst.

»Ja, sehr …«, stieß ich hervor.

»Auf welche Etage wollen Sie?«, fragte der Mann.

»Wir machen eine Rundfahrt«, sagtest du, und ich kicherte hilflos. Ich wusste zwar, dass dein Jackett unsere Vereinigung verbarg, aber ich war mir sicher: Wenn die Frau mein Gesicht in der Scheibe sah, würde sie genau wissen, was wir taten. Es konnte gar nicht anders sein. Aber aus irgendeinem Grund merkten sie nichts, stiegen auf ihrer Etage aus und wünschten uns eine »Gute Nacht«. Du hast dich umgedreht und noch einmal auf den Knopf für die oberste Etage gedrückt, und während der ganzen Fahrt hast du mich gefickt, so heftig, dass ich dort beinahe gekommen wäre. In unserem eigenen kleinen Zimmer mit Aussicht. Unserem beweglichen Zimmer mit Aussicht. Als wir schließlich erneut in der obersten Etage ankamen, hast du mein Kleid zurechtgezogen und deine Hose zugeknöpft. Dann gingen wir Hand in Hand in deine Suite.

Drinnen schafften wir es nicht mehr bis zum Bett. Du hast mich gleich an die Wand gedrückt und mich genommen. Ich habe meine Beine um deine Taille geschlungen. Deine Hände haben mich fest gehalten. Mich hochgehoben und dann gleich wieder nach unten gezogen, auf deine stahlharte Rute.

Ich kann dir gar nicht sagen, wie gut sich das angefühlt hat. Wie du mich bearbeitet, mit mir gespielt hast. Nur eines wunderte mich: dass wir schwiegen. Keiner von uns sagte ein Wort. War das nicht merkwürdig bei einem Schriftsteller? Ich hatte keine Ahnung. Ich hatte ja noch nie etwas mit einem Schriftsteller gehabt.

Später, im Bett, stellte ich dir diese quälende Frage. Warum hatten wir kein Wort gesagt?

»Redest du gern?«, hast du mich leise gefragt.

»Ich höre gern zu.«

»Wie wär's dann mit einer Gutenachtgeschichte?«

Ich nickte und sah zu, wie du langsam an meinem Körper hinuntergeglitten bist, dich an der Spalte zwischen meinen Beinen in Position gebracht und begonnen hast, mich dort zu lecken. Ich war noch ganz erschöpft von der ersten Runde, doch mein Körper reagierte sofort und war schon wieder bereit für eine zweite.

Du hast deine Zunge wunderbar kreisen lassen und dann angefangen zu reden. Was du sagtest, spielte eigentlich keine

Rolle. Deine Worte vibrierten an meiner empfindlichsten Stelle, ich krallte beide Hände in das Laken, und mein Körper verkrampfte sich. Du hast mir eine Geschichte nach der anderen erzählt, Geschichten von Sex, Schweiß, Lust und Sünde. Die wunderbarsten Gutenachtgeschichten, die man sich vorstellen kann.

Schmutzig

Eigentlich soll ich dich ja nicht anrufen.

Vielleicht bin ich gerade deshalb so wahnsinnig feucht. Es macht mich an, Dinge zu tun, die ich eigentlich nicht soll. Klingt verrückt, aber ich hatte keine Ahnung von dieser simplen, sündigen Tatsache, bis ich dich getroffen habe. Bis dahin hatte ich mein Leben in dem festen Glauben verbracht, dass sich gutes Benehmen irgendwie auszahlen würde. Ich schüttelte entsetzt den Kopf, wenn ich mitbekam, wie meine Freunde sich den dunkleren Seiten des Lebens zuwandten, und innerlich verurteilte ich sie und freute mich selbstgefällig daran, wie gut ich mich und mein Leben im Griff hatte, so ganz ohne alle Seifenopern-Dramatik.

Jetzt bin ich eines Besseren belehrt. Du hast mir beigebracht, dass böse Mädchen tatsächlich jede Menge Spaß haben. Mir ist das ganz recht, denn ich habe die Grenze längst überschritten. Ein böseres Mädchen als mich kann ich mir nicht mehr vorstellen. Heute Abend fühlt sich mein Höschen klebrig an, es pappt an meinem Körper, und ich spüre die unheilvolle Hitze und Nässe in meinem Zentrum nur allzu genau, obwohl ich weiß, dass ich keine Erleichterung haben kann. Zumindest nicht heute Nacht.

Denn eigentlich sollte ich dich wirklich nicht anrufen. Eigentlich sollte ich im Lebensmittelladen sein und etwas besorgen, das ich heute beim wöchentlichen Großeinkauf vergessen habe. Zumindest war das mein Vorwand. Ein billiger Vorwand, zugegeben, aber etwas Besseres ist mir nicht eingefallen im schummrigen, geilen Nebel meiner nicht mehr jugendfreien Gedanken. *Ich brauche noch Tomatenmark für die Soße. Ohne schmeckt sie nicht so gut. Bin gleich wieder da, Schatz.* Aber »gleich wieder da« heißt eigentlich nicht, dass ich vor der graffitibeschmierten Telefonzelle an der Ecke stehen bleibe, eine silberfarbene Münze einwerfe, aus dem Kopf deine Nummer wähle und dir sage, wie sehr du mir fehlst.

Wie sehr mir dein Schwanz fehlt.

»Sag das noch mal«, forderst du.

»Dein Schwanz«, wiederhole ich wie ferngesteuert. »Mir fehlt dein Schwanz ...«

»Sprich weiter. Was vermisst du am meisten?«

»Ich will mich vorbeugen, meine Schenkel spreizen und ihn in mir spüren.«

»Was in dir spüren ...?«

»Deinen Schwanz«, wiederholte ich. Ich höre das leise Kichern, das ganz hinten in meiner Kehle sitzt, wo ein noch intakter Teil meiner kritischen Selbstwahrnehmung mir bei diesem unsäglichen Telefonat zuhört. Ich bin immer wieder schockiert von den Wörtern, die wie von selbst über meine Lippen kommen, wenn wir beide telefonieren. Oder wenn wir im Bett sind. Oder draußen, an irgendeinem halbwegs abgeschiedenen Ort, wo wir uns sicher fühlen. Wo wir glauben, verborgen zu sein – obwohl es in Los Angeles im Grunde gar keine Privatsphäre gibt. Irgendjemand sieht einen immer. Aber das hält mich nicht davon ab, schmutzige Sachen zu sagen. Bei dir bin ich obszön, und ich sage Dinge, die ich in meinem anderen Leben niemals sagen würde. In meinem wirklichen Leben, in dem die Leute glauben, ich wäre anständig, nett, lieb und ehrlich. Bei dir sage ich dunklere Dinge, Dinge, die viel tiefer gehen. Wichtiger noch: Ich sage wahre Dinge. Wir brauchen keine falschen Liebenswürdigkeiten, keinen künstlichen Smalltalk. Wir haben keine Lust und keine Zeit, lange zu fackeln. Wenn wir zusammen sind, haben wir nur Zeit zu ficken.

»Wo bist du?«, fragst du, und ich weiß, du hörst den Verkehrslärm von La Brea. Außerdem bin ich mir sicher, dass du dir vorstellen kannst, was für ein Gefühl es ist, dort zu sein, wo ich bin – sowohl in geistiger als auch in körperlicher Hinsicht.

»Das weißt du doch …«

»Sag's mir.« Der Sadist in dir will es genau wissen. »Sag's mir, mein böses Mädchen. Wo bist du?«

»In einer Telefonzelle.«

»In welcher?«

»In der Straße, in der wir wohnen.«

»*Wir*«, wiederholst du betont. Dieses »Wir«, das sind nicht du und ich, sondern ich und er. »Du willst mir nicht zufällig die Nummer der Telefonzelle sagen?«

Ich antworte nicht. Das muss ich auch nicht. Mir ist klar, was du vorhast. Du willst mich dazu bringen, das alles zu genießen, all die Lügen, die Betrügereien, dass ich mich heimlich wegschleiche, um ein Telefonat zu führen. Wenn ich das schon tue, willst du, dass ich all die Falschheit auch richtig erlebe. Jeden schulderfüllten Augenblick. Jede verstohlene Umarmung. Du hast ja nichts zu verlieren, also kannst du so viele psychologische Spielchen mit mir treiben, wie du willst. Ich habe eigentlich sehr viel zu verlieren, auf irgendeiner abstrakten Ebene. Aber in solchen Augenblicken stelle ich immer wieder erstaunt fest, dass mir das vollkommen egal ist. Jetzt, in diesem Moment, würde ich alles aufgeben, um bei dir zu sein. Aber als ich dir das sage, bist du vorbereitet und hältst sofort dagegen.

»Warum rufst du mich dann nicht von zu Hause aus an? Oder lädst mich zum Essen ein?« Ich stelle mir vor, wie du nackt auf deinem Bett liegst und mit einer Hand deinen Schwanz bearbeitest. Du hast mir schon einmal gesagt, dass du allein durch den Klang meiner Stimme kommen kannst. Ich brauche nicht einmal schmutzige Sachen zu sagen. Ich brauche einfach nur zu reden, irgendetwas zu sagen, und dein Schwanz reagiert darauf. Ich könnte dich zum Orgasmus bringen, indem ich laut aus dem Telefonbuch vorlese oder aus irgendeinem Lexikon, oder indem ich lateinische Lyrik rezitiere. Wir haben diese Art von Verbindung einfach. Die richtige Verbindung mit dem falschen Mann. Oder vielleicht auch mit dem richtigen Mann zum falschen Zeitpunkt.

Du *bist* der Richtige. Der erste, der einzige Mann, der mich je dazu gebracht hat, mich sexy zu fühlen. Mich sexy zu fühlen, wenn ich nackt durch den Raum gehe, wenn ich mich von deinem verschwitzten Körper löse und nach meinen quer im Zimmer verstreuten Kleidern suche. Ich werde feucht, wenn ich an dich denke. Ich rutsche unruhig hin und her und spüre, wie die Erregung wächst. Einfach nur, weil ich an deine Augen denke, wenn du mich anschaust, wenn du mir nicht zu sagen brauchst, was du willst, wenn ich es einfach weiß. Oder daran, wie du mich an den Haaren ziehst, wenn wir vögeln. An deine Faust, die meinen Pferdeschwanz umschließt, fest daran zieht. Mir wehtut. Mich dazu zwingt, den Rücken zu wölben, das Kinn zu heben, mich dazu zwingt, in den Spiegel über deinem Bett zu schauen und mich selbst zu sehen. Zu sehen, wie eine Betrügerin aussieht. Eine Schlampe, ein Flittchen ...

»Wie viel Zeit hast du?«, fragst du.

»Nicht genug, um vorbeizukommen.«

»Aber genug, damit ich kommen kann ...«

Ich hatte einen Orgasmus, als ich auf dir saß. Als ich mich nach oben gedrückt habe, um deinen Schwanz dann umso tiefer in mich aufzunehmen. Das war mir noch nie passiert, beim Vögeln zu kommen, ohne Hilfe. Ohne die zusätzliche Unterstützung meiner Hand oder der Hand meines Partners an meinem glitschigen Kitzler, ohne Streicheln und Reiben. Ich dachte, ich muss in dich verliebt sein, damit so etwas passieren kann. Aber du hast meine Gedanken erraten und gegrinst und den Kopf geschüttelt. Wir haben eben diese Art von Verbindung.

Diese glühend heiße Verbindung, bei der es nur ums Vögeln geht. Sobald ich dich sehe, will ich mir die Kleider vom Leib reißen und mich vorbeugen. Oder mich hinlegen. Oder mich rittlings auf dich setzen. Ich will dir einen blasen oder meine Beine spreizen, sodass du mich lecken, mit süßen Bewegungen deiner Zunge meinen Kitzler umkreisen kannst. Ich will deinen Schwanz mit der Hand bearbeiten, dir einen runterholen.

Einfach nur mit dir vögeln.

Aber so einfach ist das alles nicht. Ich weiß gar nicht, wie und warum ich in eine solche Situation geraten konnte. In so eine Erwachsenen-Situation, wo von mir erwartet wird, das Richtige zu tun. Ich weiß nur, dass es nicht leicht ist. Ich hätte nie gedacht, dass ich eine solche Grenze überschreiten würde, wie ich sie mit dir überschritten habe. Ich hätte nie gedacht, dass mir all diese tollen Popsongs je etwas sagen würden. »The Dark End of the Street«. »Slip Away«. Sogar »Hurts so Good«! Darin geht es immer nur um dich und mich. Um das, was ich mit dir machen will, und um das, was du mit mir machst.

»Was hast du an?«, willst du wissen, und ich schaue an mir hinunter und werde rot angesichts dieser Selbstvergessenheit, angesichts der Tatsache, dass ich es nicht sofort weiß. Ich denke nur an dich, daran, was du mit mir machen würdest, wenn ich mich heute Abend lang genug wegstehlen könnte, um es dich tun zu lassen. Du würdest schon über mich herfallen, bevor ich deine Wohnungstür hinter mir zugemacht hätte. Du würdest mir die Kleider vom Leib reißen, mich an die weiß verputzte Wand deines Wohnzimmers drücken und mich ficken. Mich von innen heraus erschüttern. Ich würde mich in deine Haut krallen, mit dem Mund Halt suchen an deinen breiten, starken Schultern, dich beißen und meine Spuren auf dir hinterlassen, weil du keine auf mir hinterlassen darfst. Ich würde laut schreien beim Orgasmus. So laut und wild, dass es sich anhören würde, als hätte ich Schmerzen. Lustvolle Schmerzen. Genauso ist es auch.

Mit ihm habe ich das nicht. Er würde mich nicht an den Haaren ziehen. Er würde mich nicht ohrfeigen oder mich so fest in die Brustwarzen kneifen, dass ich aufschreie, wenn mich der Schmerz scharf durchzuckt. Er würde mich nicht übers Knie legen und versohlen oder gewaltsam an den Schultern nach unten drücken, damit ich mich vor ihn knie und ihm einen blase. Selbst wenn ich ihn darum bitten würde, würde er das nicht mit mir machen, sondern mich bloß mit angewiderter Miene fragen, wie ich denn auf so geschmacklose Ideen käme. Genau so hat er mich angeschaut, als ich ihm einmal vorgeschlagen habe, uns für eine Nacht in ein billiges Motel einzumieten und zügellosen Sex zu haben. Genau so hat er mich angeschaut, als ich ihn bat, mich in den Hintern zu ficken. »Bitte«, bettelte ich. »Ich will wissen, wie das ist.«

Das ist alles so furchtbar scheinheilig, weil ihm die Vorstellung an sich keine Probleme bereitet. Ich weiß, dass er solche Dinge schon gemacht hat. Das hat er mir ganz am Anfang erzählt, an dem Punkt unserer Beziehung, wo man einander alles erzählt. Zeig du mir deins, dann zeig ich dir meins. Ich weiß also nur zu gut, dass er irgendein Mädchen in New York in den Hintern gefickt hat. Natürlich ist das lange her, aber er hat es gemacht. Und trotzdem will er es nicht mit mir machen. Es gibt Dinge, die macht man einfach nicht mit der Frau, die man heiraten will. Sagt er. Bestimmte Spielarten fallen seiner Ansicht nach aus, wenn es um die künftige Mutter seiner Kinder geht. Also macht er solche Sachen nicht mit mir.

Du schon.

Du hast keine vorgefassten Meinungen über meine Rolle. Du erwartest kein bestimmtes Verhalten von mir. Wenn ich heute Abend zu dir kommen, mich länger als erwartet davonstehlen würde, würdest du mich erzittern lassen, indem du einfach nur meinen Körper betrachtest. Indem du mich anstarrst, unverwandt, als würdest du dir überlegen, welchen Teil von mir du zuerst verschlingen sollst. Welchen Teil von mir du fesseln oder versohlen oder ficken willst. Welchen Teil du nach vorn beugen oder küssen und auf welchen Teil von mir du kommen willst. Aber schon nach kurzer Zeit hättest du deine Entscheidung getroffen, und ganz egal, wie sie ausfallen würde, sie würde uns beide zum Höhepunkt bringen. Denn du kennst mich. Du kennst mich so wahnsinnig gut, dass ich nicht einmal denken muss, wenn wir zusammen sind. Ich gebe mich einfach in deine Hand und lasse dich die Führung übernehmen, für uns beide.

Und daher weiß ich auch, was du tun würdest, wenn wir fertig wären, zumindest mit der ersten Runde des Abends. Du würdest mich unter die Dusche stellen und alle Sünden von mir abwaschen, dann würdest du mich an die kühlen schwarzen Fliesen drücken und sie gleich wieder in mich hineinvögeln.

Denn ganz tief drinnen wissen wir beide, was er nicht weiß, was er niemals wissen wird: So schmutzig, wie ich bin, werde ich nie mehr sauber.

Ein heißer Waschgang

Manchmal schäme ich mich ja, es zuzugeben. Manchmal fühle ich mich sogar richtig schlecht dabei. Schließlich bin ich eigentlich eine verantwortungsbewusste Frau. Ich mache mir Gedanken über unsere Umwelt. Und ich verwende ja schließlich auch phosphat- und parfümfreies Waschpulver. Aber was ist mit dem Wasser? Dem Strom? Was ist mit der Lärmverschmutzung? Und wenn wir schon dabei sind: Was ist mit dem Dampf, der aus der Garage kommt, sich in der Straße verbreitet und zur globalen Erwärmung beiträgt? Man darf gar nicht darüber nachdenken, was für Schaden Wasserdampf in der Luft unserer Umwelt zufügt.

Das Ganze ist mir unangenehm. Wenigstens manchmal. Gelegentlich. Sehr gelegentlich. Eigentlich relativ selten. Nur von Zeit zu Zeit, wenn ich in einem Anfall von Selbstzweifel meine Waschpraktiken in Frage stelle. Dabei ist das meine einzige ernsthafte Ausschweifung, mein einziger, schamloser Luxus in einem geräumigen Haus voll Teebaumölseife, biologischem Fensterputzmittel, duftstofffreiem Geschirrspülmittel und organischem Abflussreiniger, der nicht wirkt.

Und das ist es, mein einziges, schändliches und schmutziges kleines Geheimnis:

Manchmal lasse ich die Waschmaschine laufen, wenn eigentlich gar nichts schmutzig ist.

Andererseits glaube ich, in meinem Haus ist immer irgendetwas schmutzig. Selbst wenn es nur meine Gedanken sind.

Ich achte immer darauf, die Trommel gleichmäßig zu füllen. Es gibt nichts Schlimmeres, als wenn die Waschmaschine beim Schleudern plötzlich anfängt, »Ka-rumms ka-rumms ka-rumms« zu machen. Innen auf der Tür steht sogar ein Warnhinweis, dass das zu Schäden führen könnte.

Baumwollwäsche ist mir eindeutig am liebsten: Jeans, Sweatshirts, Handtücher. Diese Sachen sind schwer, halten viel Wasser und verleihen der Maschine dieses ganz besondere Vibrato. Das Dumme ist nur, dass es sich um eine recht moderne Maschine handelt, die gut isoliert ist. Das Metall wird also nie richtig heiß, und wenn ich bei sechzig Grad wasche, bringt mir das gar nichts. Ich liebe es, die Wärme an meinem Körper zu spüren, also muss ich meine Baumwollsachen kochen. Das hat zur Folge, dass ich kaum noch Kleider habe. Meine Jeans sind grundsätzlich zu eng, und meine Baumwollhöschen fransen schon nach ein paar Monaten aus und fallen auseinander.

Aber das ist es mir wert. Dafür kann ich fühlen, wie die Maschine unter mir immer heißer wird, kann die warme Liebkosung des glatten weißen Metalls spüren. Aber eigentlich geht es nicht um die Wärme, die ist nur ein angenehmer Nebeneffekt. Es geht um die Bewegung. Bei einem Waschgang fängt das Ding normalerweise nach fünf Minuten an, so richtig zu schleudern.

Anfangs habe ich ein Kissen auf eine Ecke gelegt, dann habe ich mir enge Jeans und einen Stringtanga angezogen und mich mit gespreizten Beinen daraufgesetzt. Inzwischen mache ich mir nicht mehr die Mühe mit dem Kissen. Ich hocke mich einfach auf die Maschine. Meistens setze ich mich oben drauf und lasse die Beine an den Seiten herunterbaumeln. Aber manchmal gehe ich auch ganz nah ran und setze mich direkt auf die Ecke. Dabei trage ich am liebsten meine dicke Trainingshose aus Baumwolle. Aber Jeans sind auch nicht schlecht, vor allem enge Jeans. Wenn ich mich für diese Variante entscheide, ist eine gleichmäßig gefüllte Trommel allerdings besonders wichtig – denn in einer solchen Position könnte mich ein plötzliches und unerwartetes »Ka-rumms« wochenlang außer Gefecht setzen.

Das Schleuderprogramm dauert sechs Minuten. Für einen reicht das immer, aber es reicht manchmal nicht ganz für zwei. Einmal habe ich drei geschafft. Waschbare Wolle.

Inzwischen hat das Ganze für mich Fetischcharakter bekommen. Es erregt mich, Waschpulver einzufüllen, mich dann ganz langsam bis auf BH und Höschen auszuziehen, die Kleider in die Trommel zu stopfen und den Deckel zu schließen. Ich drehe das Wasser auf, lehne mich an die Waschmaschine und warte.

Als ich damit anfing, hatte ich noch erotische Fantasien dabei, aber das hat sich inzwischen auch geändert. Allein der Geruch des Waschpulvers macht mich heiß. Ich bin schon erregt, wenn ich nur die Garage betrete. Der Duft frisch gewaschener Kleider weckt eine wohlig-warme Erinnerung, und das Geräusch, wenn irgendwo eine Münze eingeworfen wird, versetzt mich jedes Mal in Erregung. Manchmal komme ich an einem Waschsalon vorbei und muss anschließend daheim die Unterwäsche wechseln. Einmal, als bei mir der Strom ausgefallen war, habe ich einen Waschsalon ausprobiert. Das war eine Katastrophe. Ich lehnte mich an die Waschmaschine, als sie zu schleudern begann. Ich legte meine Wange an das vibrierende Metall, als wäre es ein Liebhaber, den ich nicht berühren durfte. Dabei seufzte ich leise und sehnsuchtsvoll. Die allein erziehenden Mütter und die Studenten schauten mich an, als hielten sie mich für verrückt.

Zu Hause klettere ich hoch und lege mich auf die Maschine, spüre das leichte Zittern, wenn sich die Trommel mit Wasser füllt. Ich spüre, wie sie langsam in Bewegung kommt, hin und her schwingt – ein hinreißendes Vorspiel.

Und wenn ich dann merke, dass sie anfängt zu schleudern, stöhne ich leise auf.

Ich lehne mich entweder nach hinten oder beuge mich vor. Inzwischen bin ich ziemlich gelenkig und kann die Beine so weit zu beiden Seiten spreizen, dass ich meine Muschi fest an die Maschine pressen kann. Aber das ist gar nicht unbedingt nötig. Es reicht auch schon, die Vibrationen durch meinen Rücken wandern und sich in mir ausbreiten zu lassen, indem ich mich zurücklehne und dabei meine Brustwarzen stimuliere, während der Rhythmus immer schneller wird.

Die Maschine pulsiert und bebt, sie fickt mich mit ihren rhythmischen Bewegungen. Sie wird schneller und schneller, und die Empfindungen in mir werden immer stärker. Und dann, mitten im Schleuderprogramm, komme ich.

Bis heute. Ich sitze mit gespreizten Beinen da, nach vorn gebeugt, und verdrehe mich so, dass ich meine Muschi fest an das warme Metall pressen kann. Ich komme mir vor wie beim Kunstturnen am Barren.

Ich bin fast so weit. Ganz kurz davor. Ich stelle mir vor, dass die Maschine mich fickt, wie ein künstliches Monstrum aus dem frühen industriellen Zeitalter, das nichts weiter im Sinn hat als seine eigentliche Funktion. Dass es mich fickt, ist nur eine Art Nebenwirkung.

Gleich bin ich so weit. Gleich.

Da wird die Maschine plötzlich langsamer und bleibt stehen.

»Nnnneeeeiiiinnnn!«, schreie ich, springe herunter und öffne den Deckel. Ich schichte die Kleider ein wenig um und schließe den Deckel wieder, mit einem scheppernden Geräusch, das in der dampfigen Garage widerhallt.

Nichts.

Ich verteile die Kleider noch einmal neu. Hätte ich bloß nicht die ganzen Jeans reingetan. Ich nehme eine Jeans heraus, werfe sie mir über die Schulter und schließe den Deckel.

Nichts.

»Komm schon, hilf mir halt ein bisschen«, sage ich. Ich greife wahllos nach ein paar Kleidungsstücken – Höschen, BHs, T-Shirts – und werfe sie auf den Garagenboden.

Dann drücke ich den Schalter: Ein, Aus, Ein, Aus, Ein, Aus, Ein, Aus.

Nichts.

»Nein!« Ich könnte heulen. Deprimiert trete ich von einem Bein aufs andere. Mein Kitzler ist hart und pulsiert, das Höschen klebt an meiner Muschi, hat sich ganz ihrer Form angepasst. Ich drücke die Brüste an das kalte Metall und fange tatsächlich fast an zu weinen.

Dann renne ich zum Telefon, suche die Nummer des Reparaturdienstes und wähle.

»Wir könnten Ihnen morgen jemanden vorbeischicken«, verkündet eine gut gelaunte Telefonistin.

»Nein, Sie verstehen nicht«, bettele ich. »Es handelt sich um einen Notfall. Sie müssen *heute* jemanden schicken.«

»Was denn für ein Notfall? Besteht ein Sicherheitsrisiko?«

»O Gott, ja«, sage ich. »Auf jeden Fall.«

»Besteht Brandgefahr? Riechen Sie Rauch?«

Ich setze zu einer Horrorgeschichte an: Flammen schlagen aus meiner geliebten Waschmaschine, überall Rauch. »Nein«, sage ich dann mit einem unglücklichen Seufzer.

»Wir sind heute leider völlig ausgebucht. Vielleicht können Sie ja in einen Waschsalon gehen?«

»Nein, das geht nicht ... ich habe keine Zeit ... ich meine, ich reise heute Abend nach, äh, Europa. Ich fahre ins Ausland. Ich habe keine Zeit mehr, in den Waschsalon zu gehen.«

»Es tut mir Leid, Ma'am, ich kann wirklich nichts für Sie tun. Ich kann Ihnen erst morgen jemanden schicken.«

»Na gut«, sage ich seufzend und mit tränenerstickter Stimme.

»Sagten Sie nicht gerade, Sie sind morgen nicht mehr da?«

»Es wird jemand anders da sein«, sage ich unglücklich. »Nur ... bitte so früh wie möglich.«

»Morgen um fünfzehn Uhr?«

»In Ordnung.« Ich lege auf und schleudere das Telefon quer durchs Zimmer.

Dann werfe ich mich aufs Bett und ziehe den weißen Zauberstab aus Plastik darunter hervor. Angewidert betrachte ich ihn. Er ist von einer dünnen Staubschicht bedeckt. Ich ziehe meine Unterwäsche aus und reibe ihn mit dem Höschen sauber. Dann spreize ich die Beine, stelle mir die Waschmaschine vor und drücke den Vibrator an meine Klitoris.

Fünf Minuten später blicke ich stirnrunzelnd an die Decke.

Ich habe mal einen Artikel über Vibrator-Abhängigkeit gelesen. So in etwa muss das sein. Im Sexshop hat man mir das Ding als den leistungsfähigsten Vibrator am Markt verkauft. Na bravo! Ich kneife die Augen fest zu und versuche, mir den heißesten Typen der Welt vorzustellen. Er hat dunkles Haar, hellblaue Augen, volle Lippen, kein Stückchen Stoff am Leib und einen riesigen Schwanz. Aber viel interessanter noch finde ich seine Zunge: eine Mischung aus Gene Simmons und Angelina Jolie. So steht er da in meiner Vorstellung, schaut etwas ratlos drein und weiß nicht recht, was er machen soll.

Es ist so lange her, dass ich gar nicht mehr weiß, wie das alles geht. An die Sache mit der Zunge erinnere ich mich noch; das fühlt sich gut an. Ich bin mir ziemlich sicher, dass ich auf diese Weise noch zum Orgasmus kommen könnte. Aber als ich den Vibrator fest an meinen Kitzler drücke und mir vorstelle, wie mein Traummann mich leckt – passiert gar nichts. Ratlos starre ich an die Decke.

Dann stelle ich mir vor, dass er sich auf mich legt, in mich eindringt.

Ich weiß nicht, warum, aber das funktioniert. Langsam steigt meine Erregung. Ich winde mich auf dem Bett, und obwohl ich mir wünschen würde, dass die Gefühle intensiver wären, macht mich die Vorstellung heiß, dass mein Traummann in mir ist. Ich schließe die Augen. Ich bin zwar erregt, aber im Grunde nervt mich der Vibrator an meinem Kitzler.

Schließlich schalte ich ihn seufzend aus.

Wahrscheinlich habe ich die Klingel nicht gehört, weil der Vibrator so laut gesurrt hat. Wie auch immer, da ist jemand an der Tür, der förmlich auf der Klingel steht. Wie ich es hasse, wenn Leute so was tun. Wenn ich nach einem Mal Klingeln nicht aufmache, wieso glauben sie dann, dass ich nach zehnmal Klingeln öffne?

Ich springe auf und greife nach meinem Morgenmantel, dem kurzen aus Seide, den ich im Haus immer trage. Um zur Tür zu gehen, sollte ich zwar lieber den Frottee-Bademantel anziehen, aber ich bin so genervt, dass ich keine Lust habe, danach zu suchen. Ach ja – er ist in der Wäsche.

Ich kann den Gürtel zu dem kurzen seidenen Morgenmantel nicht finden. Also halte ich ihn einfach vorn zusammen und gehe zur Tür.

Du sitzt schon wieder in deinem Lieferwagen, weil du gedacht hast, ich mache nicht auf. Ich brauche ein Weilchen, bis mir klar wird, um was für einen Lieferwagen es sich handelt. Den des Waschmaschinen-Reparaturdienstes.

Ich renne den asphaltierten Weg entlang und erreiche den Lieferwagen, als du schon den Gang einlegst. Verzweifelt klopfe ich ans Fenster.

Als du deine Augen auf mich richtest, schmelze ich dahin. Sie sind hellblau und strahlen umso heller im Kontrast mit deinem dunklen Haar. Du verziehst ein wenig den Mund mit den vollen Lippen, denn du bist verwirrt. Warum klopft diese Frau im sexy Morgenmantel an dein Fenster? Du beugst dich herüber und kurbelst die Scheibe herunter.

Mein Gott, deine Lippen sind unglaublich. Du schaust mich weiterhin verwirrt an. Aber dann lächelst du, und ich lächele zurück und will diese Lippen.

»Es tut mir Leid«, sage ich. »Ich wollte gerade unter die Dusche. Sind Sie vom Reparaturdienst?«

»Es hieß, Sie hätten einen Notfall. Sie fahren bald ins Ausland, stimmt's?«

Vielleicht ist es ja dein intensiver Blick, das vage Interesse, das ich darin sehe, während deine Augen mein Gesicht und meine Schultern streifen. Ich merke plötzlich, dass meine Haare furchtbar aussehen, dass ich nicht geduscht habe, dass ich verschwitzt bin. Mir wird bewusst, dass die Nachbarn mich sehen könnten in meinem winzigen Morgenmäntelchen, das nur knapp den Hintern bedeckt. Ich bin verlegen, peinlich berührt, aber auch irgendwie erregt, weil ich zumindest diesen kurzen, interessierten Blick von dir gesehen habe. Mein Gott, du bist der helle Wahnsinn. Vielleicht bin ich ja einfach nicht ganz ich selbst, weil ich so erregt war, als du geklingelt hast. Aber ich will diese vollen Lippen auf meinem Körper spüren.

»Richtig«, erwidere ich. »Ich fahre ins Ausland. Ich muss unbedingt noch ein paar Sachen waschen.«

»Offensichtlich«, sagst du mit süffisantem Grinsen. »Ich hatte heute Frühschicht und bin eigentlich schon fertig. Also hab ich bei der Zentrale gesagt, ich könnte bei Ihnen vorbeifahren und mir das Gerät mal anschauen.«

»Ja«, sage ich. »Das wäre wirklich nett von Ihnen.«

Als du aus dem Wagen steigst, weiß ich nicht genau, ob ich erfreut oder verärgert darüber sein soll, dass du jetzt meinen ganzen Körper mit den Augen verschlingst. Ich ziehe den Morgenmantel enger um mich. Du bist groß, muskulös, und dein Arbeitshemd ist gerade so weit aufgeknöpft, dass ich dein weißes Unterhemd und die Brusthaare sehe. Ich gehe voran ins Haus und in die Garage und frage mich dabei, ob du mich immer noch anschaust, ob dir auffällt, wie kurz das Mäntelchen hinten ist.

Du steigst mit einem großen Schritt über die klatschnassen Jeans und Höschen auf dem Boden. Bilde ich mir das nur ein, oder bleibt dein Blick wirklich einen Moment lang an den aufreizenden Wäscheteilen hängen, die da auf dem Betonboden liegen? Ich merke, dass ich ein bisschen rot werde.

»Wo liegt denn das Problem?«

»Sie hat einfach ... aufgehört. Mitten im Schleuderprogramm.« Ich muss mich zusammenreißen, um nicht die Hände vors Gesicht zu schlagen und dir schluchzend alles zu erzählen. Das wäre jetzt wirklich unangebracht.

Leicht betreten stehe ich da und schaue dir bei der Arbeit zu. Als du dich vorbeugst, sehe ich statt des bei Handwerkern üblichen Poansatzes nur saubere weiße Boxershorts von Calvin Klein. Irgendwie finde ich das sexy. Und anstatt ins Haus zu gehen und mir etwas überzuziehen, bleibe ich stehen und schaue dir zu. Es hat etwas Erotisches, wie du meine Maschine untersuchst, dich über sie beugst und sie von der Wand wegschiebst, als wäre es gar kein Problem, das Riesending mit dem ganzen Wasser und der nassen Wäsche darin vom Fleck zu bewegen. Ich spüre, dass ich den Atem anhalte, als ich sehe, wie sich deine Muskeln unter dem engen Arbeitshemd anspannen.

»Puh, ganz schön warm hier«, sagst du. »Haben Sie was dagegen, wenn ich das Hemd ausziehe?«

Fast muss ich lachen. Das klingt ja wie in einem schlechten Porno. Aber ich habe durchaus nichts dagegen, dass du es ausziehst, absolut nichts. Ich habe mich schon gefragt, wie du wohl im Unterhemd aussiehst.

»Nein, nein.« Ich lächle. »Nur zu.«

Du ziehst dein Arbeitshemd aus und wirfst es auf den Trockner. Ich mustere eingehend das achtlos hingeworfene graue Kleidungsstück, das feucht ist von deinem Schweiß. Waschbar bei sechzig Grad, dunkle Farben getrennt waschen. Im Trockner auf niedrigster Stufe trocknen. Dann kann ich nicht mehr widerstehen und betrachte deine Schultern. Sie sind unglaublich breit. Vielleicht trainierst du ja. Vielleicht liegt es aber auch daran, dass du den ganzen Tag riesige Maschinen voll Damenunterwäsche herumwuchtest.

Du wirfst mir einen kurzen Blick zu. Es scheint dich zu stören, dass ich dir bei der Arbeit zuschaue. »Und, wohin wollen Sie?«

Das klingt für mich wie eine subtile Aufforderung, die Garage zu verlassen. Als wolltest du sagen: »Und, Lady, wollen Sie jetzt ins Schlafzimmer, in die Küche oder in den Garten? Ganz egal, wohin, aber bitte stehen Sie hier nicht rum.« Ich schaue dich verständnislos an.

»Na, Ihre Reise. Sie sagten doch, Sie fahren ins Ausland.«

»Ach so!« Ich kichere nervös und merke, dass ich noch mehr erröte. »Ach … das ist … eigentlich gar nichts … nichts Besonderes.«

»Wohin soll's gehen?«

»Ach, wissen Sie«, sage ich und zupfe unbehaglich an meinen Haaren. »Nach Spanien ... und ... also, nach Spanien ... und ... und nach Portugal ... vielleicht, ich weiß noch nicht genau. Norditalien vielleicht noch oder auch Frankreich oder so ...«

»Wohin denn in Spanien?«

Verzweifelt durchforste ich mein Hirn nach einer Stadt, aber mir fällt keine ein. »Ach, wissen Sie, je nachdem, worauf ich gerade Lust habe. Ich lege mich da nicht so gern fest.« Plötzlich sehe ich Spanien wieder vor mir, und wie eine Schwachsinnige rufe ich: »Madrid!« Und dann: »Barcelona! Sevilla! Das, äh, das Baskenland.« Matt murmele ich: »Tja ... so in etwa.«

»Wow, eine Art Interrailreise also. Das ist toll. Ich war selber immer viel auf den Schienen unterwegs.«

»Auf den Schienen?« Ich trete unbehaglich von einem Fuß auf den anderen.

»Ja, im Zug«, sagst du. »In Europa, wissen Sie.«

»Ach, Sie waren schon mal in Europa?«

Du lachst und wirfst mir einen halb gekränkten, halb amüsierten Blick zu. »Das hätten Sie nicht gedacht, was? Wo ich doch Klempner bin.« Du hast die vordere Abdeckung geöffnet, und ich betrachte erregt die Eingeweide meiner Maschine. »Ich war ein Jahr als Austauschstudent dort. An der Uni.«

»An der Uni?«

»Ja. Literatur- und Kulturgeschichte. Haben Sie auch studiert?«

Und so geht unser Smalltalk weiter, während du das Innenleben der Maschine untersuchst. Ich halte den Morgenmantel immer noch mit den Händen geschlossen und presse die Schenkel fest zusammen. Mir ist bewusst, dass ich darunter splitternackt bin. Aber ich will den Zauber des Moments nicht durchbrechen, indem ich nach oben gehe und mir etwas anderes anziehe. Also plaudere ich weiter mit dir, und nach etwa einer Viertelstunde fällt mir auf, dass meine Brustwarzen immer noch hart sind und du sie durch das Mäntelchen hindurch deutlich sehen kannst. Als ich die Beine übereinander schlage, spüre ich, wie die Lippen meiner Muschi feucht aneinander reiben.

»Schauen Sie mal, da haben wir das Problem«, sagst du. »Der Schmierölbehälter ist ausgelaufen. Wissen Sie, das kann schon mal passieren, wenn Ihnen das Ding aus dem Gleichgewicht gerät. Manchmal läuft dabei eben das Schmieröl aus, es versickert sozusagen innen drin. Dann wird zu viel Reibung erzeugt, vor allem, wenn Sie gerade mitten im Schleuderprogramm sind, und schon haben Sie Ihren Kurzschluss. Haben Sie Rauch gerochen?«

»Was? Oh ... ja, sicher. Rauch.« Wieder trete ich von einem Fuß auf den anderen.

»Ja, es kommt dabei oft zu Rauchentwicklung. Das ist dann natürlich kein richtiges Feuer, nur so ein langsames, schleichendes Schwelen. Nicht besonders gut für die Schläuche. Hier im Zentrum wird es richtig heiß, und ehe Sie sich's versehen, ist die Kacke am Dampfen, wenn ich das mal so sagen darf. Tragen Sie Baumwollunterwäsche?«

»Wie bitte?« Ich reiße die Augen auf, starre dich an, sehe, wie das Unterhemd an deinem muskulösen Körper klebt. »Haben Sie ›Baumwollunterwäsche‹ gesagt?«

»Ja. Waschen Sie viel Baumwolle?«

»Äh ... ach, wissen Sie, Baumwolle, Seide ... Spitze ... ich meine ... Satin ... äh, möchten Sie vielleicht etwas trinken?«

»Nein, danke, später vielleicht. Ich muss Ihre Maschine leider mitnehmen.«

»Ach ... tatsächlich ...« Ich versuche, Abschiedsschmerz zu empfinden, aber auf einmal interessiert mich viel mehr, wie es wohl aussehen wird, wenn du die Maschine in den Lieferwagen wuchtest. Ich lächle schwach und unterdrücke den Drang zu sagen: »Darf ich zuschauen?«

»Kann ich Ihr Tor aufmachen?«, fragst du.

»Wie bitte?«

»Das Garagentor. Kann ich es aufmachen?«

»Oh. Da ist ein Toröffner, die Taste da, gleich neben der Tür.«

Du lächelst mich an, und ich weiß nicht genau, ob es ein wissendes oder ein ratloses Lächeln ist. Aber ich sehe, wie dein Blick noch einmal kurz meine Beine streift und dann für den Bruchteil einer Sekunde dort hängen bleibt, wo das Seidenmäntelchen sich V-förmig über meinen Brüsten schließt. Die Brustwarzen zeichnen sich immer noch unter der dünnen Seide ab.

»Danke«, sagst du. Deine vollen Lippen sehen so schön aus, zum Küssen.

Du holst eine Sackkarre aus dem Lieferwagen. Ich flüchte mich ins Schlafzimmer, um mich dort zu verstecken, bis du weg bist. Aber dann kann ich der Versuchung doch nicht widerstehen, dir dabei zuzuschauen, wie du meine geliebte Waschmaschine auf die Sackkarre hebst. Rasch schiebe ich den Vibrator zurück unters Bett und mit ihm den schmutzigen, ausgefransten String, der noch auf dem Boden liegt.

Du legst die Arme um die Maschine, und deine Muskeln spannen sich an, als du sie langsam von der Stelle bewegst. Die Maschine gibt zufriedene, tiefe »Rumms«-Laute von sich.

»Sie sollten Ihre Sachen auswringen«, sagst du und deutest mit dem Kopf auf den Wäschekorb. »Ich fürchte, die sind tropfnass.«

»Ach«, sage ich. »Das ist schon in Ordnung ...« Mich faszinieren deine Schultern, die bei all der Anstrengung noch breiter wirken. Ich halte den Atem an, als du die Maschine mit einem männlichen Stöhnen der Anstrengung auf die Sackkarre setzt. Du beugst dich vor, um den Halteriemen zu befestigen. Dabei sehe ich wieder deine Boxershorts und frage mich, wie du wohl ohne Jeans aussehen würdest. Und ohne Boxershorts.

Mühelos ziehst du den Halteriemen nach unten und befestigst ihn.

»Sie müssten mir noch was unterschreiben«, sagst du. »Und wir sollten einen Termin vereinbaren, wenn Sie wieder da sind.«

Ich erstarre. »Einen Termin?«

»Damit ich Ihnen die Maschine bringen kann. Die Reparatur dauert nur eine Woche. Aber dann sind Sie ja weg.«

»Weg?«

»Sie sind doch in Spanien.«

»Ach so. Ja, da bin ich in Spanien.«

»Wann kommen Sie zurück?«

»Ach, wissen Sie ... irgendwann ...«

»Sie legen sich nicht gern fest, was?« Du lächelst. »Das gefällt mir.«

Ich schaue dir dabei zu, wie du den Sackkarren mit der Maschine die Auffahrt entlangschiebst. Wahrscheinlich wundert es dich, dass ich aus der Garage trete, dort stehen bleibe, dir beim Verladen zuschaue und dabei nervös den Morgenmantel mit den Händen zuhalte. Vielleicht wundert es dich aber auch nicht.

Du kommst mit einem Klemmbrett in der Hand zurück. »Hier bitte noch ein Autogramm.« Du sagst meinen Namen – kein »Miss« oder »Mrs« oder »Ma'am«. Du sprichst mich mit meinem Vornamen an, und es gefällt mir sehr, wie deine vollen Lippen ihn aussprechen.

Du bist schweißgebadet, dein Unterhemd ist durchnässt. Du bist ein wenig außer Atem. Ich auch.

»Möchten Sie jetzt etwas trinken?«, frage ich.

»Na ja, sobald Sie hier unterschreiben, bin ich nicht mehr im Dienst«, erwiderst du lächelnd. »Ein kühles Bier wäre schön.«

»Ich hab ein paar Bier im Kühlschrank.«

»Großartig.«

Ich habe keine Ahnung, wie lange das Bier schon im Kühlschrank liegt – ich trinke normalerweise keins, es ist von irgendeiner Party übrig geblieben. Ich hole zwei Flaschen und gehe damit ins Wohnzimmer, wo du bereits am Tisch sitzt.

»Vielen Dank, das ist jetzt genau das Richtige«, sagst du und nimmst einen tiefen Schluck. »War ein langer Tag.«

»Das kann ich mir vorstellen.«

»Wohnen Sie allein hier?«

»Ja«, sage ich. »Ganz allein.« Ich unterdrücke den Impuls hinzuzufügen: »... mit meiner Waschmaschine.« Stattdessen sage ich nervös: »Erzählen Sie mir was von Spanien.«

Während du redest, betrachte ich deine Lippen und ganz besonders deine Zunge, die sich beim Sprechen manchmal nach draußen stiehlt und über die Lippen leckt. Du trägst immer noch dein verschwitztes Unterhemd. Ich rieche dich, deinen scharfen Geruch, hier in meinem Wohnzimmer, den Duft der Anstrengungen, die du für mich unternommen hast. Ich hole tief Luft, trinke einen Schluck Bier. Es ist billig und schal, schon sechs Monate alt, aber du beklagst dich nicht. Du erzählst von Spanien, deiner Zeit als Interrailer, davon, wie schön die Spanierinnen sind, und fügst hinzu, dass ich das hoffentlich nicht respektlos finde.

»Nein«, sage ich atemlos. »Überhaupt nicht.«

»Sind Sie Spanierin?«

Ich erröte und blicke zu Boden. Fast gegen meinen Willen muss ich lächeln. Ich höre ein mädchenhaftes Kichern und kann gar nicht glauben, dass ich diesen Ton von mir gebe.

Bist du vielleicht ein Gauner? Ein lüsterner Klempner, der von Haus zu Haus zieht und Jagd auf willensschwache Frauen macht, die ihr liebstes Sexspielzeug verloren haben? Oder bist du ein barmherziger Engel, der einsame Hausfrauen in anonymen Vorstadthäusern beglückt, wo die Waschmaschine besser fickt als der Ehemann?

Oder bist du vielleicht einfach sehr hellhörig? Hast du die Zeichen richtig gedeutet, meine Signale aufgefangen, die dir sagen, dass ich dich mit Haut und Haaren will, dass du mich unglücklich machst, wenn du gehst, ohne dass ich dich gehabt habe, wenn du mich so zurücklässt, ohne mein Lieblingsspielzeug und ohne den einzigen Mann, der es reparieren kann? Hast du gemerkt, wie ich dich angesehen habe? Dass ich es nicht für nötig gehalten habe, mir etwas überzuziehen? Dass ich ins Schlafzimmer gehuscht bin, um dort ein wenig aufzuräumen, bevor ich dir ein Bier angeboten habe?

Eigentlich ist mir das alles völlig egal. Dann bist du eben der Klempner-Casanova. Dann bin ich eben eine der hundert Frauen, die du verführst, indem du über Schmieröl, Schleuderprogramme, waschbare Baumwolle und überhitzte Trommeln redest. Mich interessiert nur, dass du dich näher zu mir gebeugt hast, so nah, dass mir jetzt der Kopf schwirrt von deinem Geruch, schneller als eine Waschtrommel, gefüllt mit engen Jeans.

»Sie sind nämlich wirklich schön«, sagst du.

Ich erröte noch mehr. »Das sagen Sie bestimmt zu jeder Frau mit einer kaputten Waschmaschine.«

»Nur, wenn ich Überstunden mache«, antwortest du, und dein Mund nähert sich meinem.

Ich lasse das Seidenmäntelchen los und denke nicht mehr darüber nach, dass ich darunter nichts anhabe. Deine vollen Lippen fühlen sich wunderbar an auf meinen, deine Zunge schmeckt hinreißend verheißungsvoll. Ich spüre deine Hände auf meinen Brüsten, deine Fingerspitzen, die sie sanft liebkosen. Ich lege die Arme um dich und spüre deinen Körper, warm und erregend. Ich sinke in deine Arme.

Du umschlingst mich mit den Armen, und ich fühle deine Hände auf meinem Hintern. Langsam wandern sie an meinem Rücken hinauf, und dann ziehst du mir das Morgenmäntelchen aus. Es fällt auf den Küchentisch. Ich schmiege mich an dich, während du mich immer weiter küsst, und ich spüre, wie die Beule in deiner Hose immer größer wird, als ich meinen nackten Körper an dir reibe.

Ich nehme dich bei der Hand und führe dich ins Schlafzimmer.

Warum – nur weil du meine Waschmaschine reparierst? Es wäre verführerisch leicht, das zu behaupten. Aber du bist einfach der tollste Typ, den ich je gesehen habe. Ich lege mich nackt aufs Bett und schaue zu, wie du dich ausziehst. Du streifst das Unterhemd über den Kopf, und ich sehe deine wundervolle, dunkel behaarte Brust. Du schlüpfst aus den Schuhen und ziehst die Hose aus, und ich schaue auf die Boxershorts, die mich schon die ganze Zeit so gereizt haben. Als du auch die ausziehst, sehe ich deinen Schwanz, groß und steif, und bekomme Lust darauf. Du kommst zu mir ans Bett, und ich richte mich auf die Knie auf und strecke die Hand nach dir aus, greife nach deinem aufgerichteten Schwanz.

Er gleitet wie von selbst in meinen Mund und schmeckt salzig, sodass mich eine Woge des Verlangens durchflutet.

Ich beuge mich vor, stütze mich auf eine Hand und die Knie. Mit der anderen Hand halte ich deinen Schaft umfasst. Ich lecke mit der Zunge über die Eichel. Du fängst an, Lusttropfen abzusondern, und ich lecke sie ab und hebe dabei den Blick, um dir in die Augen zu sehen, während du zuschaust, wie ich deinen Schwanz lutsche. Ich lege die Arme um dich und ziehe dich näher zu mir heran. Meine Hände liegen auf deinem Hintern, und ich mache meine Kehle weit und nehme dich ganz in mich auf.

Du stöhnst leise, und deine Hüften bewegen sich vor und zurück, während ich dich bearbeite. Ich bin so heiß, dass ich es kaum noch aushalte; ich muss dich einfach in mir spüren. Ich fahre mit der Zunge über deinen Schwanz und drücke ihn an die Innenseiten meiner Wangen. Dann lasse ich von dir ab, rutsche auf dem Bett nach hinten und lege mich hin, mit gespreizten Beinen, die Arme in einer Geste der Ergebenheit über den Kopf ausstreckend.

Ich will, dass du mich fickst.

Aber das tust du nicht. So rasch lässt du mich nicht davonkommen. Du kriechst zu mir aufs Bett und näherst dein Gesicht meinem Unterleib. Ich keuche auf, als ich deine rauen Wangen zwischen den Schenkeln spüre, als deine Bartstoppeln gefährlich und erregend an meiner Haut kratzen. Doch deine Zunge ist sanft, weich und warm und dann hart, als sie schließlich meinen Kitzler findet und daran zu lecken beginnt.

Ich bäume mich auf, kralle mich in die Laken und höre mich selbst laut stöhnen. Deine Zunge verzaubert mich – wo hast du nur gelernt, so gut zu lecken?

Deine Finger finden den Eingang meiner Muschi, und zwei, glaube ich, gleiten hinein und ficken mich ganz langsam, während deine Zunge mich weiter bearbeitet. Deine andere Hand wandert nach oben und berührt meine Brüste, liebkost sie und zwickt ganz leicht meine Brustwarzen, während ich dem Orgasmus immer näher komme. Ich werde kommen – ich weiß, ich werde kommen.

Du scheinst den entscheidenden Moment zu spüren, als ich mich kurz vor dem Gipfel befinde, und bewegst dich so schnell, wie ich es nie erwartet hätte. Dein Körper schmiegt sich an meinen, dein Schwanz gleitet zwischen meine Beine, und ich spüre dein ganzes Gewicht auf mir, als du in mich eindringst. Mehr braucht es nicht, nachdem deine Zunge mich schon so weit gebracht hat. Kaum spüre ich deinen Schwanz, schon komme ich, stöhne auf und winde mich unter dir. Ich wölbe mich dir entgegen, als du tief in mich hineinstößt, und spüre, wie deine Eichel den tiefsten Punkt in mir berührt. Deine Eier streifen sanft über meine Schenkel, und du füllst mich ganz aus.

»Ja ..., ja ...«, stöhne ich, und du fängst an, mich zu ficken.

Deine Rückenmuskulatur ist unglaublich – wahrscheinlich von den vielen Waschmaschinen, die du gehoben hast. Aber es ist mir egal, woher sie stammt. Mich interessiert nur, dass du deinen Schwanz hart und rhythmisch in meine Möse stößt, mich so wundervoll fickst, wie ich noch nie gefickt worden bin. Ich schlinge die Beine um dich, fessele dich damit, sodass ich umso mehr von deinen gestählten Muskeln spüre, während du mich immer schneller fickst. Du küsst mich auf den Hals, gleitest mit der Zunge bis hinauf an mein Ohr und flüsterst: »Ich werde gleich kommen.« Und da komme auch ich noch einmal, zum zweiten Mal. Das passiert so selten, und doch ist es so einfach, weil ich deinen Schwanz in mir spüre, der in mich hineinpasst wie eine Hand in den Handschuh. Mit Armen und Beinen ziehe ich dich näher, fester an mich heran, und als du schließlich aufstöhnst, spüre ich die Anspannung deines Körpers, fühle, wie meine Muschi deinen Saft in sich aufnimmt, wie du dich dann entspannt auf das Kissen meines Körpers sinken lässt, nachdem du dich in mir verausgabt hast. Du hältst mich fest, küsst mich auf den Hals und knabberst ganz leicht an meiner Haut.

Es ist fast schon dunkel, deine Schicht längst zu Ende. Wir liegen schweigend da, während sich der Himmel vor meinem Fenster immer mehr verdunkelt.

Schließlich küsst du mich noch einmal.

»Hör mal«, sagst du. »Ich weiß ja, dass du noch waschen musst vor deiner Reise.«

»Vor meiner was?«

»Vor deiner Reise. Du kannst bei mir waschen. Ich habe eine Maschine und einen Trockner.«

Ich schaue dich verständnislos an, doch dann fällt mir alles wieder ein.

»Wann genau fliegst du eigentlich?«, fragst du.

Ich seufze. Es wäre nicht richtig. Jetzt nicht mehr, jetzt, da ich dich kenne und weiß, wie es ist, wenn du in mir bist, wie sich deine Zunge an meinem Kitzler anfühlt, wie sie mich zum Orgasmus bringt. Jetzt kann ich dich unmöglich weiter anlügen.

»Ich muss dir was sagen, über mich und Spanien ...«, setze ich an.

Kein Widerstand

Die Backsteine sind mir zu Kopf gestiegen. Diese harte, schartige, schmutzig rote Backsteinwand. Ich halte meine Hände flach an diese Wand gepresst, und aus nächster Nähe sehe ich jeden Riss, jede Spalte darin. Du interessierst dich nur für eine andere Spalte, die glitschige, feuchte Spalte zwischen meinen Schenkeln. Du drängst dich an mich, drückst mich mit jedem Stoß fester an die Wand. Ein erster, harter, gnadenloser Stoß, und ich schnappe nach Luft, atme die Nachtluft tief ein, fülle meine Lungen mit dem Stadtgeruch dieser Seitengasse hinter dem Klub.

Ich durfte nicht rein heute Abend. Ich bin zu jung, um Alkohol zu trinken, zu jung, um mit der ausgelassenen Menge da drinnen zu feiern. Aber das spielt keine Rolle, denn schließlich bin ich ja alt genug zum Vögeln. An der Tür wolltest du meinen Ausweis sehen. Mit dem frechen Blick aus meinen grünen Augen konnte ich bei dir absolut nichts ausrichten. Kein Einlass. Keine Chance. Du hast nur einen flüchtigen Blick auf meinen gefälschten Ausweis geworfen, der behauptet, ich würde nächste Woche dreiundzwanzig. Na ja, ich werde ja auch dreiundzwanzig. In drei Jahren. Dann hast du mich von oben bis unten gemustert und ein bisschen gelächelt, als du den Kopf geschüttelt hast: Nein. Sorry, Baby. Aber das war kein grundsätzliches Nein, nicht wahr? Das galt nur für den Einlass in den Klub. Meine Freundinnen haben es dann gar nicht erst versucht. Ihre Ausweise waren noch schlechtere Fälschungen als meiner, also gingen sie zurück zum Auto, um in die Wohnung von irgendwem zu fahren, wo bereits eine improvisierte Party im Gange war.

»Komm schon«, riefen sie mir zu. Aber ich wollte noch nicht gehen.

»Ich nehm mir ein Taxi«, rief ich zurück, und die anderen schüttelten den Kopf. Was wollte ich denn noch in der Innenstadt, wenn ich doch nirgendwo reinkam? Wollte ich etwa in die Eisdiele? War ich tatsächlich noch so unschuldig, dass ein Eis mir den Wodka-Tonic ersetzen konnte?

Ich hatte meine Gründe. Denn als du mir den Ausweis zurückgegeben hast, hast du dich zu mir gebeugt und leise gesagt: »In zehn Minuten hab ich frei.«

Das war wie ein Zauberspruch. Denn um ehrlich zu sein, ich wollte eigentlich gar nicht in diesen Klub. Die Idee stammte von meinen Freundinnen. Ich mache mir nichts aus Alkohol. Ich finde es auch nicht so toll, auf engstem Raum mit einer Masse von Leuten zu tanzen, die ich nicht kenne. Ich wollte was anderes. Ich wollte ganz einfach dich. Aber wie hätte ich deine Aufmerksamkeit auf mich ziehen sollen, ohne mich in die Schlange an der Tür zu stellen? Ich habe dich schon öfter hier draußen gesehen, auf deinem Hocker. Du bist der Türsteher des Klubs. Und ich habe dich beobachtet, habe gesehen, wie du die Leute anschaust, sie einschätzt. Du machst deine Sache gut, und das flößt mir Respekt ein. Aber du siehst auch so aus, als würdest du noch ganz andere, viel interessantere Sachen gut machen. Wenn du eine wie mich so schnell durchschauen kannst, was kannst du dann wohl noch über mich herausfinden, indem du mir einfach in die Augen schaust?

Ganz einfach. Ein Blick. Ein Gedanke, und schon hast du mein Handgelenk fest mit der Hand umfasst und mich hinter das Haus geführt. Du hast mich dazu gebracht, vor dir zu gehen, sodass du mich von hinten bewundern konntest. Du hast dir Zeit dabei gelassen, mir das Gefühl gegeben, eine Art Ausstellungsstück zu sein. Du hast mit der Zunge geschnalzt, als du meine Kurven betrachtet hast, meine Hüften und meinen Hintern unter dem leichten, sommerlichen Kleid, das ich erst nach langem Nachdenken ausgewählt habe. Ich habe mich heute für Silber entschieden, ein einfaches Jerseykleid über schwarzen, halterlosen Netzstrümpfen. Du hast mein Kleid nach oben geschoben und meine Geheimwaffe entdeckt: Ich trage kein Höschen. Da hast du gestöhnt: »Oh, Mann!«, und ich habe dich über die Schulter angeschaut und die ersten Anzeichen dafür gesehen, dass es doch Dinge gibt, die selbst dich aus der Fassung bringen.

Kein Höschen, das hat dich fertig gemacht. Das hat dich unglaublich steif werden lassen. Hart wie Stahl. Es hat dich dazu gebracht, auf dem Asphalt auf die Knie zu sinken und deinen Mund von hinten an die Spalte zwischen meinen Beinen zu drücken. Mich zu lecken. Die glitschigen Lustsäfte hervorzulocken, mit der berauschenden, feuchten Wärme deines Mundes.

Bei mir waren es die Backsteine. Die harten Steine direkt vor meinem Gesicht, als dein harter Schwanz zwischen meine Schenkel glitt. Die Backsteine sind unerbittlich. Ich kann meine Handflächen so fest dagegen drücken, wie ich will, und erreiche gar nichts damit. Die Mauer steht. Aber mein Körper, der ist nachgiebig, der lässt sich mühelos bewegen, leistet keinen Widerstand. Dein Schwanz gleitet hinein und heraus, dringt hart in mich ein. Ich stöhne, senke für einen Moment den Kopf und schaue auf meine dunkelrot lackierten Zehennägel in den offenen Sandalen hinunter. Ich sollte mich zusammenreißen, versuchen, mich im Gleichgewicht zu halten, aber das kann ich nicht.

Es fühlt sich alles viel zu gut an heute. Viel zu richtig.

Wie du in mich hineinstößt, dich dann wieder zurückziehst und mich leer und sehnsüchtig zurücklässt. Wie du mit einer Hand nach vorn greifst, um meinen Kitzler zu reiben, mit deinen Fingern darüber zu streicheln, genau im Rhythmus der Musik, die aus dem Klub nach draußen dringt. Wir hören alles. Die Musik, das Gelächter, die Partystimmung. Aber wir gehören nicht dazu. Wir sind ganz für uns, eine Insel aus zwei Menschen, und das ist gut so. Zwei sind voll und ganz genug.

Der Stoff deiner Jeans an meinen Schenkeln lässt mich wieder aufstöhnen, weil wir beide fast vollständig angezogen sind, während wir es treiben. Es gefällt mir, dass du mich so sehr ficken willst und es doch langsam angehst. Obwohl wir an einem öffentlichen Ort sind. Obwohl uns jeden Augenblick jemand ertappen könnte. Du hast es nicht eilig. Du gleitest einfach hinein und heraus und reizt mich dabei ununterbrochen mit deinen geschickten Fingern. Und dann kommst du noch näher heran und bringst beide Hände zwischen meine Beine. Du ziehst die Lippen meiner Muschi auseinander und stößt dabei noch einmal tief in mich hinein. Ich kann gar nicht glauben, wie erotisch das ist, auf diese Weise geöffnet zu werden. Die Nachtluft … Ihre Kühle an meiner feuchten Haut. Und dann fährt dein Daumen noch einmal über meine Spalte, und ich weiß, es ist nur eine Frage von Sekunden, bis ich komme. Nur eine Frage süßer Sekunden.

Da umfasst du meine Taille und ziehst mich kraftvoll an dich, und ich höre dich noch einmal seufzen. Denn jetzt hast du gemerkt, dass sich dir nichts mehr entgegenstellt: Du spürst keinen Widerstand.

Der Morgenlauf

Du hast dich schon oft laut gewundert, warum wir eigentlich immer morgens den besten Sex haben, vor allem, wenn ich vorher joggen war. Wenn du mich das fragst, werde ich rot und wende mich ab. Meistens mache ich dann aus Verlegenheit irgendeine anzügliche Bemerkung über »Morgenlatten« und darüber, dass alle Männer morgens gern Sex haben, und warum sollte das bei Frauen anders sein? Oder ich murmele irgendetwas und wechsele dann das Thema. Manchmal fasse ich auch im Stillen den Entschluss, mich einmal abends über dich herzumachen, um dich von meinem Geheimnis abzulenken.

Doch jetzt habe ich beschlossen, dir die Wahrheit zu sagen. Du musst mir aber versprechen, dass du es niemandem erzählst, denn es ist ziemlich unanständig. Vielleicht sogar ein bisschen albern. Auch irgendwie peinlich.

Aber ich werde einfach wahnsinnig feucht davon.

Jeden Morgen, wenn ich zum Laufen gehe, stelle ich mir vor, dass du mich dazu zwingst. Du bist mein mitleidloser Meister, und es gefällt dir, wenn ich mich verausgabe. Ursprünglich habe ich das natürlich gemacht, weil ich, was Sport betrifft, nicht sonderlich ehrgeizig bin und immer wieder eine Entschuldigung finden würde, um nicht zu laufen. Es wird sehr viel interessanter, wenn ich ein Sexspielchen aus dem Sport mache. Aber das ist nicht alles. Ich tue es, weil mich der Gedanke erregt, dass du mich zwingst, zu schwitzen, mich anzustrengen, mich zu verausgaben.

Ich gleite nackt aus dem Bett, während du noch schläfst. Mit sehnsüchtigem Blick betrachte ich deinen Schwanz, der oft schon steif ist. Das Rätsel der Morgenlatte. Jedes Mal möchte ich danach greifen, ihn in die Hand nehmen, meine Lippen darauf drücken – aber es ist viel aufregender zu warten. Ich weiß, dieser Ständer wird auch noch da sein, wenn ich wiederkomme, wenn der Schweiß der Anstrengung auf meiner Haut glänzt, mein Herz heftig schlägt und mein Körper nach Sex verlangt.

Ich binde mein langes Haar zum Pferdeschwanz, schlüpfe in meine hautenge Radlerhose und ziehe ein farblich passendes Sportbustier über – ein weißes zur weißen und ein schwarzes zur schwarzen Hose. Es ist Teil des Spiels, gut auszusehen. Dann ziehe ich ein enges Spandexoberteil darüber, denn ich weiß, ich werde draußen frieren, bis ich selbst genug Wärme entwickele. Das leise Geräusch deines Atems vom Bett her klingt wie ein geflüsterter Befehl von deinem Thron herab.

Spür das Brennen, befiehlst du mir. *Lauf, bis du nicht mehr kannst – und dann lauf noch schneller.* Du kennst keine Gnade. Du bist böse. Du bist obszön.

Ich hole meinen Walkman und lege eine Kassette mit der harten Musik ein, die wir oft beim Sex laufen lassen. Ich befestige den Walkman mit dem Klettverschluss an meinem Handgelenk und stecke mir die Kopfhörer in die Ohren. Dann mache ich die Tür hinter mir zu, schalte die Musik ein und laufe los.

Die Morgenluft ist beißend kalt. Ich zittere und stelle mir vor, dass du mich beobachtest.

Die ersten anderthalb Kilometer sind immer die härtesten.

Der Beat pulsiert durch meinen Körper, der dumpfe Ton meiner Schritte ist genau im Takt, und ich spüre deine Hand auf meinem Hintern. Du läufst neben mir her, treibst mich mit leichten Schlägen an, erlaubst mir nicht, langsamer zu werden. Der Schmerz wird stärker, und ich spüre, wie mir der Schweiß an Gesicht und Körper aus allen Poren bricht. Schweißperlen laufen mir den Rücken hinunter, durchnässen das Sportbustier und das Oberteil, bis das Material die Nässe aufgesaugt hat und der Wind den Schweißgeruch davonweht. Ich spüre, wie mir immer heißer wird, bis es schließlich unangenehm ist. Jedes bisschen Schmerz ist wie eine Marter, die du dir extra für mich ausgedacht hast. Ich laufe vorbei an Männern und Frauen auf dem Bürgersteig, an Menschen, die mit ihren VWs und Audis zur Arbeit fahren. Mein öffentliches Leiden ist eine ganz besondere Foltermethode, die du für mich ersonnen hast: Jeder soll sehen, wie gehorsam ich dir bin. Die ganze Welt weiß, dass ich dir gehöre.

Ich bin schon ganz erhitzt, da erlaubst du mir gnädig, mich zu entblättern. Ich spüre unsichtbare Augen auf mir, als ich das Spandexoberteil ausziehe und es mir um die Taille knote. Die morgendliche Kälte nimmt mir fast den Atem, und ich fühle, wie sich meine Brustwarzen unter dem weißen Bustier aufrichten. Jeder, der mich anschaut, kann das sehen, denn du hast verfügt, dass ich keine Privatsphäre haben soll, dass sich jeder an meinem nackten Körper erfreuen darf. Dieser Gedanke lässt meine Brustwarzen noch härter werden, härter, als sie durch die Kälte jemals werden könnten, und je mehr sie sich aufrichten, desto entblößter fühle ich mich. Ich spüre ein Pochen in meiner Muschi, ein Stakkato, das sehr viel schneller ist als der Beat in meinen Ohren und sehr viel härter als die Explosionen des Drum-Computers. Aus Erfahrung weiß ich, dass meine Spandexhose, die sich eng an die

Lippen meiner nackten Muschi schmiegt, nicht nur vom Schweiß feucht wird, sondern auch noch von etwas anderem. Der Duft meines Verlangens nach dir durchströmt den Stoff. Der Wind trägt ihn die Straße entlang, hin zu jedem, der gerade tief einatmet. Alle wissen, wie feucht ich bin, wie sehr es mich erregt, für meinen Herrn zu leiden. Die Röte in meinem Gesicht drückt mehr als nur körperliche Anstrengung aus, und die Spitzen meiner Brüste brennen, trotz der morgendlichen Kälte.

Ich leide Qualen. Jeder Schritt ist eine Tortur, und du treibst mich weiter an, während ich mich vorwärtsschleppe. Ich stelle mir vor, dass du im Auto neben mir herfährst und jedes Mal deine Peitsche schwingst, wenn ich langsamer werde, mit dem Gedanken spiele, stehen zu bleiben. Ich wünsche mir sehnlichst, mit dieser Quälerei aufzuhören, mich an die Bushaltestelle zu setzen und auszuruhen. Aber du lässt mich nicht. Deine Peitsche trifft ihr Ziel, jedes Mal, sie reißt das Sportbustier in Fetzen. Vielleicht fällt es dann ganz von mir ab, und ich laufe mit entblößten Brüsten durch die Straßen und höre nur das laute Knallen deiner Peitsche. Ich zwinge mich, schneller zu laufen. Ich zwinge mich, mir nicht mehr zu wünschen, ich könnte aufhören. Ich genieße das Brennen in meinen Muskeln und erhöhe die Geschwindigkeit.

Gerade als ich das Durchhaltevermögen aufbringe, das dir gefällt, befiehlst du mir, stehen zu bleiben. In meiner Fantasie lautet dein nächster Befehl, meine Spandexhose auszuziehen. Widerwillig gehorche ich und stelle mir vor, sie auszuziehen und dann Hose und Oberteil mitsamt dem zerfetzten Bustier im Rinnstein liegen zu lassen. Auf deinen Befehl hin laufe ich weiter, durchquere die Straßen, schweißglänzend, erhitzt und nackt – nackt bis auf den Walkman, aus dem der Rhythmus pulsiert, zu dem du mich ficken wirst.

Männer und Frauen betrachten meinen verschwitzten, nackten Körper, sehen, dass ich von der Anstrengung erhitzt bin. Ich spüre, wie das Pochen in meiner Muschi stärker wird, und werde immer feuchter, meine Säfte laufen mir an den Schenkeln herunter – und dann lasse ich den Schmerz hinter mir, das Leiden ist vorbei, und der Genuss fängt an. Du fährst neben mir her, während ich heimlaufe.

Ich betrete unser stilles Häuschen, rieche den Moschusduft deines schlafenden Körpers. Ich kann nicht mehr warten. Jedes Mal ziehe ich schon im Wohnzimmer das feuchte Bustier aus, streife in der Küche Schuhe und Strümpfe ab, trinke dabei ein Glas Wasser und ziehe im Flur die durchnässte Hose aus, auf dem Weg ins Schlafzimmer.

Du liegst quer über dem Bett, halb auf meiner und halb auf deiner Seite. Du bist nackt unter dem Laken, der feuchte, weiße Stoff zeichnet den Umriss deines Körpers nach. Nackt, wie ich jetzt bin, so nackt, wie ich war, als ich dir zum Gefallen durch die Straßen lief, schlüpfe ich unter das Laken, spüre, wie die Wärme mich umhüllt, und fange an, deinen Nacken zu küssen. Nach den ersten paar Küssen wachst du auf, und einen Moment lang scheint es so, als wolltest du mich bitten aufzuhören. Aber das tust du nicht. Ich gleite mit der Zunge nach unten zu deinem harten Schwanz und nehme ihn in den Mund, lutsche daran, und du keuchst und stöhnst leise.

Sanft liebkose ich deine Eier mit der Hand und bearbeite weiterhin deinen Schwanz, lasse ihn in meinen Mund hinein- und wieder herausgleiten, und meine Muschi vibriert vor Erwartung. Du bist schon fast so weit, dein morgendlicher Ständer führt dich praktisch sofort zum Orgasmus. Ich merke es daran, wie du die Muskeln anspannst, und lasse deinen Schwanz aus meinem Mund gleiten. Er ist schon ganz glitschig. Ich umfasse ihn mit einer Hand, drücke sanft deine

Beine auseinander und lasse mich bis ans Ende des Futons gleiten, bis ich mich, mit vorgebeugtem Oberkörper, die Knie fast am Boden, hinlegen und deine Eier lecken kann. Du stöhnst leise, und ich streichele mit der Hand deinen Schwanz und spüre deine zarten Eier an meiner Zunge. Ich weiß, ich könnte dich innerhalb kürzester Zeit zum Höhepunkt bringen, doch jetzt habe ich das Sagen, und du wirst noch warten müssen. Als du dich wieder ein wenig beruhigt hast, kehrt meine Zunge zu deinem Schwanz zurück, und ich stürze mich hungrig darauf. Mein Mund öffnet sich mühelos für dich, und meine Lippen reichen fast bis zur Wurzel deines Schafts hinunter. Du stöhnst. Ich sauge dich hinein in meinen Mund und stöhne selbst, ganz leise, tief hinten in der Kehle. Ich liebe es, wie dein Schwanz schmeckt.

Ohne jede Mühe drehe ich mich um, bringe meinen Körper, kühl von dem Schweiß, der mich noch bedeckt, über dich und platziere meine Knie rechts und links von deinem Gesicht. Du wirfst das Kissen auf den Boden, und ich spreize die Beine und bringe meine Muschi ganz nah an deinen Mund. Deine Lippen heften sich daran, als wärst du völlig ausgehungert, und ich spüre, wie deine Zunge jeden Winkel erforscht, während ich mich mit neu erwachter Gier über deinen Schwanz hermache und ihn so weit in mich hinein nehme, wie ich nur kann. Meine Hüften bewegen sich im Rhythmus deiner Zunge, und ich bin dem Orgasmus schon sehr nahe. Du bist auch nah dran, doch ich habe immer noch das Sagen. Ich lasse deinen Schwanz aus meinem Mund gleiten, und mein warmer Atem streift dich, während du dich ganz auf meinen Kitzler konzentrierst, mich verschlingst.

Ich werde gleich kommen, und das weißt du. Du lässt nicht nach, willst, dass ich an deiner Zunge komme. Ich halte mich an deinem Schwanz fest, als wäre er mein letzter Anker in der Wirklichkeit, und dann stöhne ich auf und fühle, wie der Orgasmus mich durchströmt, wie die Lust meinen nackten, verschwitzten Körper überflutet. Ehe ich es noch selbst merke, schließt sich mein Mund schon wieder um deinen Schwanz. Ich sehne mich danach, dass du auch kommst, während ich den Höhepunkt erreiche. Doch ich kann mich gerade noch rechtzeitig bremsen – denn ich will unbedingt gefickt werden.

Ich wechsele über dir die Position, drücke meinen Mund auf deinen und schmecke den salzigen, intensiven Geschmack meiner Muschi. Ich drücke deine Eichel an meine Muschi und stöhne auf, als sie hineingleitet. Ich bin so feucht, dass dein Schwanz einfach so in mich hineinrutscht. Meine Lippen schließen sich um die Wurzel, als deine Rute mich ganz ausfüllt. Gierig reite ich auf dir, denn ich will, dass du in mir kommst. Nur ein paar Stöße, dann bäumst du dich auf und kommst, hältst meinen nackten Körper fest an deinen gepresst und erbebst in deinem Höhepunkt. Ich spüre die Wärme in mir, spüre, wie deine Stöße heftiger werden, während ich ganz ruhig auf dir bleibe und mich von dir ficken lasse, bis du fertig bist.

Jetzt kennst du also mein Geheimnis. Du weißt, warum wir morgens immer so unglaublich tollen Sex haben, vor allem dann, wenn ich völlig verschwitzt und erschöpft bin. Natürlich hätten wir in jedem Fall unglaublich guten Sex, aber so etwas schadet sicher nicht. Und wenn du beim nächsten Mal Witze darüber machst, dass ein zivilisierter Mensch nicht in aller Herrgottsfrühe aus dem Bett springt, weißt du, dass du Recht hast. Denn sag ehrlich: Was ist an unseren morgendlichen Gewohnheiten zivilisiert?

Bürstenspiel

Falls du bemerkt hast, dass ich »absichtlich zufällig« meine Haarbürste auf deinem Nachttisch liegen gelassen habe, lässt du es dir nicht anmerken. Die flache Bürste mit dem schweren Griff hat ihren Platz sonst im Badezimmer, zwischen all den anderen Schönheitsprodukten, die ein Mädchen so braucht: Make-up, Glitzerpuder, federleichte Puderquasten in allen Pastellfarben. Aber heute habe ich die schwere, schwarz glänzende Bürste mit ins Schlafzimmer genommen und sie mit gespielter Unschuld an deiner Seite des Bettes platziert. Da liegt sie nun ganz behaglich zwischen einer Karaffe mit Wasser und den Büchern, die du gerade liest: *Die Blumen des Bösen* von Baudelaire und *Das obszöne Werk* von Bataille.

Während ich langsam das Oberteil meines silbrig glänzenden Pyjamas zuknöpfe, werfe ich dir verstohlene Blicke zu. Siehst du sie? Oder etwa nicht? Aus deiner gleichgültigen Miene kann ich beim besten Willen nichts ablesen, und genau so willst du es haben. Dein Gesicht gibt mir keinen Anhaltspunkt, ob du Lust hast, heute Abend ein Spiel zu spielen, wie ich es mag – um nicht zu sagen: wie ich es brauche. Denn genau so ist es. Ich brauche es. Den ganzen Tag über hat mich dieses bohrende Verlangen fast wahnsinnig gemacht. Ich will, dass du mich übers Knie legst. Dass du mich so gründlich bestrafst, wie nur du es kannst. Aber ich weiß genau, wenn ich darum bitte, wenn ich dir zuflüstere, was ich will, wirst du mich ganz bestimmt warten lassen.

Ich bücke mich ein wenig, um die schimmernde Pyjamahose anzuziehen. Dann steige ich auf meiner Seite ins Bett, mache die Nachttischlampe aus und lege den Kopf auf das weiche Daunenkissen.

»Gute Nacht, Liebling«, murmele ich, mit leiser, tief betrübter Stimme.

»Warum ist die eigentlich so geformt?«, fragst du. Du stehst neben deinem Nachttisch.

»Was meinst du?«, frage ich. Mein Herz schlägt bereits wie wild, doch ich ermahne mich innerlich, ruhig zu bleiben. Es wäre dumm, so früh schon zu viel zu zeigen. Aber ich war noch nie gut im Pokern. Du errätst meine Gedanken jedes Mal mühelos.

»Die Bürste«, sagst du und nimmst sie in die Hand. Meine Muschi reagiert sofort auf diese beiden Wörter, zieht sich unwillkürlich zusammen. »Weißt du«, fährst du fort, »dieser schwere Griff, und dann ist sie so flach auf einer Seite ... Man könnte doch ganz andere Dinge damit tun, als einfach nur die Haare zu bürsten ...«

»Was denn?«, frage ich, aber ich weiß schon, was du meinst. Oh, ich weiß es nur zu gut.

Du gibst keine Antwort. Stattdessen setzt du dich auf den Bettrand und drehst die Bürste in den Händen. Aus Erfahrung weiß ich, dass ich warten muss, bis du mir ein Zeichen gibst. Es wäre nicht zu meinem Vorteil, meine Erregung zu sehr zu zeigen. Je erregter ich bin, desto länger lässt du mich warten, bis ich endlich nachgeben, brav sein darf. Schließlich schaust du zu mir herüber und lächelst. Ich zittere am ganzen Körper, aber irgendwie gelingt es mir, deinem Blick standzuhalten. »Na komm, Baby«, sagst du. »Komm her zu mir, lass mich dein Haar bürsten.«

Irgendwie gelingt es mir, aufzustehen und mich vor dich zu stellen, aber meine Knie hören nicht auf zu zittern, und ich muss mir auf die Unterlippe beißen, damit sie nicht zu sehr bebt. Mein Atem geht keuchend, stoßweise. Du begegnest meiner fiebrigen Hitze mit eisiger Gelassenheit. Du bist wie Sonnenstrahlen mitten im Tropensturm meiner Erregung. Ganz langsam ziehst du die Bürste durch mein langes kastanienbraunes Haar. Ich stehe hoch aufgerichtet da und halte mich so ruhig wie möglich. Bei jedem Bürstenstrich spüre ich, wie die Feuchtigkeit zwischen meinen Beinen stärker wird. Ich frage mich, ob du meine Erregung, vielleicht sogar den Duft meiner Lust wahrnimmst. Wie lange wirst du mich wohl warten lassen? Ich weiß es nicht.

Als ich schon fast verrückt bin vor ängstlicher Erwartung, senkst du die Bürste und ziehst mich noch näher zu dir heran. Ich rieche den würzigen Duft deines Aftershaves, spüre die Wärme deiner Umarmung. Ich atme noch einmal tief ein und beginne, mich zu entspannen.

Jede deiner Bewegungen wirkt sorgfältig geplant: Du legst mich über deine kräftigen Knie, wartest dann, ziehst meine Pyjamahose noch nicht hinunter. Du genießt es ein Weilchen, mich in dieser Stellung zu haben, erst dann schiebst du eine Hand unter den Gummizug meiner Hose und ziehst sie nach unten. Dann berührst du ganz sanft meinen Hintern durch das Höschen hindurch und nimmst schließlich wieder die Bürste in die Hand. Deine Berührung hat etwas Bewunderndes, deine Hand umfasst jede meiner Pobacken und drückt sie ein wenig. Ich weiß, wie sehr dir mein Hintern gefällt, und ich zucke zusammen, als dein Daumen über die Spalte in der Mitte gleitet. Selbst durch den hauchdünnen Stoff meines

Höschens hindurch spüre ich diesen Übergriff, und ich werde rot, obwohl du das nicht sehen kannst. Die Hitze meiner Wangen scheint nach außen zu dringen. Mein Gesicht brennt lichterloh.

Keine Warnung, keine Ermahnung, still zu halten, brav zu sein. Die ersten, harten Schläge versetzt du mir in so rascher Folge, dass ich gar nicht weiß, wie mir geschieht. Dass mir keine Möglichkeit bleibt, »Warte …« zu sagen. Aber wir wissen schließlich auch beide, dass ich das gar nicht sagen würde. Dafür will ich es zu sehr. Dafür brauche ich es zu sehr. Meine Haut beginnt sofort zu brennen, doch ich schreie nicht. Ich bin noch lange nicht so weit, dass ich schreien würde.

»Mein süßes Baby«, flüsterst du und lässt die Bürste wieder sinken, ziehst jetzt mein Höschen nach unten. »Du willst es auf der nackten Haut spüren, nicht wahr? Das willst du doch eigentlich.«

Ich kann nichts sagen, kann nichts denken. Aber das muss ich zum Glück auch nicht. Du kennst mich gut genug.

»Das willst du doch, meine Schöne?«, fragst du. Du treibst mich an, das Spiel auch richtig zu spielen. Und durch den Nebel hindurch, der meine Gedanken umgibt, begreife ich, dass du nicht weitermachen wirst, wenn ich nicht genau das sage, was du hören willst.

»Ja«, erwidere ich schließlich. »Oh, ja.«

Und dann hast du Erbarmen mit mir und versohlst mich so, wie ich es haben will, gibst mir die Strafe, die ich verdiene. Mit jedem Schlag verwandelt sich der Schmerz in Lust. Ich höre die Schläge von den Wänden des Zimmers widerhallen. Ich will mir jede einzelne Empfindung einprägen, sie ganz genau kennen, damit ich mich beim nächsten Mal daran erinnere. Aber ich weiß, das wird mir nicht gelingen. Jede Tracht Prügel, die ich bekomme, ist wieder neu. Jedes

Mal, wenn du mich übers Knie legst, fühle ich mich wieder, als wäre es das erste Mal. Angst durchzuckt mich, hüllt mich völlig ein. Und die süße Erlösung ist jedes Mal wieder frisch und unerwartet.

Jedes Mal, wenn die harte Holzfläche auf meinem Hintern landet, hole ich keuchend Luft und lasse sie dann zischend durch den Mund entweichen. Was hier Wirklichkeit wird, ist meine schönste Fantasie, mein ultimativer Tagtraum. So wehrlos auf deinem Schoß zu liegen, während du mir die Züchtigung zukommen lässt, die ich so brauche – das bringt mich mit mir und der Welt in Einklang.

Ich weiß, dass meine Haut inzwischen einen dunklen, kirschroten Ton angenommen haben muss. Ich weiß, dass sich mein Körper ganz ohne mein Zutun bewegt, dass ich mit den Beinen strampele, als würde ich versuchen freizukommen. Aber ich will gar nicht freikommen. Ich will nur, dass deine Hand mich fest hält, dass die Bürste meinen nackten Hintern versohlt, von meiner Haut abprallt, während deine Stimme mich rügt und ermahnt, mich in Zukunft mehr zu bemühen, ein braves Mädchen zu sein.

»Willst du das denn nicht?«, fragst du mit diesem leicht verschmitzten Ton in der Stimme. »Willst du etwa nicht mein braves Mädchen sein?«

O doch. Natürlich will ich das. Mehr als alles andere will ich das. Allerdings erst, nachdem ich ein Weilchen dein unartiges Mädchen war. Danach will ich brav sein. Mich vor das Bett knien und den Mund öffnen. Deinen Schwanz tief in meine Kehle hineinnehmen, ihn in all der Feuchtigkeit baden, die ihn dort erwartet. Ich war so unartig, und du warst so wunderbar gerecht. Dafür muss ich dich jetzt belohnen. Ich genieße meinen brennenden Hintern und die Hitze in meiner Möse, während ich mein Bestes gebe, um dich zufrieden zu stellen. Denn ich weiß, ich werde es nicht schaffen, so sehr ich mich auch bemühe, und du wirst mich wieder hochziehen und auf das Bett werfen müssen. Du wirst mich noch einmal versohlen, diesmal noch fester, und dann wirst du deinen Schwanz zwischen meine Beine bringen und mich so ficken, wie ich es brauche.

Du nimmst mich hart, nimmst mich schnell. Du bringst mich so weit, dass alles vor meinen Augen verschwimmt und nur noch Lust auf mich wartet.

»So eine Bürste«, sagst du leise, nachdem du gekommen bist. Du wiegst sie noch einmal in der Hand, und ich beobachte dich mit ängstlichem Blick vom Bett aus. »Warum hat sie wohl diese Form? Vielleicht wissen die Hersteller ja, dass jede Frau, die eine Bürste kauft, von ihrem Mann damit geschlagen werden will?«

Ich weiß nicht, wie es bei anderen Frauen ist. Ich weiß nur, wie es bei mir ist.

Und noch etwas weiß ich, als ich sehe, wie du mit der Bürste in deiner starken, ruhigen Hand ausholst: dass ich meine Hüften jedem Schlag entgegenheben und schon bald wieder die süße Feuchtigkeit zwischen den Schenkeln spüren werde.

Der Zauber Hollywoods

Du fährst den gleichen, wahnsinnig erotischen alten Laster wie mein Freund damals auf der Highschool, in den Achtzigern. Eigentlich stehe ich nicht übermäßig auf Autos und bin auch nicht die Sorte Frau, die am Kiosk in Autozeitschriften blättert – aber um auf so einen Wagen abzufahren, braucht man kein Technik-Freak zu sein. Ein klassischer alter Ford mit diesen verführerischen Kurven, der hohen Sitzbank und dem Geruch nach altem Leder. An diesen Geruch erinnere ich mich noch genau. Im Sommer, bevor ich aufs College ging, verbrachten mein Freund und ich Stunden in seinem Laster. Wir lagen auf der Vorderbank, und ich spürte seinen Körper auf mir und das butterweiche Leder an meinem Hintern. Ich erinnere mich genau an diesen Wagen, inzwischen sogar genauer als an den Jungen. Der ist nicht viel mehr als ein verschwommener Fleck in meiner Erinnerung. Kein schlechter Fleck, zugegeben: blond, gut aussehend, jung und kräftig. Aber sein Laster steht mir noch klar und deutlich vor Augen, und jedes Mal, wenn ich so einen Wagen sehe, fängt mein Herz sofort an, wie wild zu klopfen.

Du würdest bestimmt verstehen, was ich meine, denn ich merke, dass der Laster auf dich genauso wirkt. Wenn du aus dem Führerhaus steigst, lässt du deine Hand jedes Mal leicht über die Tür gleiten, als würdest du das Metall streicheln, die

Karosserie liebkosen. Wenn Laster Gefühle äußern könnten, würde deiner wahrscheinlich schnurren. Und trotzdem habe ich nicht den Eindruck, dass du dich nur über dein Auto definierst. Deine Bewegungen zeigen mir, dass du auch ganz gut allein bestehen kannst. Dass du dich nicht hinter irgendetwas verstecken musst, um cool zu sein. Du magst deinen Laster, das, wofür er steht, doch er ist nicht das Entscheidende an dir.

In Hollywood geht es nun mal hauptsächlich darum, was man anhat, und nicht darum, wer man ist. Darum, welches Auto man fährt, nicht darum, ob man Charakter hat. Und deshalb gefällt mir dein alter Laster, und es gefällt mir, dass er vor all meinen Lieblingsklubs immer wieder auf dem Parkplatz neben mir steht: vor dem Whiskey-a-Go-Go, dem Viper Room, dem Belly. Leute, die nicht hier leben, glauben immer, L.A. wäre eine riesige Metropole. Dabei spielt sich eigentlich alles im selben kleinen Viertel ab, wo man sich immer wieder über den Weg läuft – bis man schließlich wirklich jeden kennt.

Du hältst dich an denselben Orten auf wie ich, und du zuckst kaum mit der Wimper, als ich dich quer durch den Raum anstarre. Im Gegenteil, du kommst auf mich zu und kneifst dabei ein wenig die Augen zusammen, als würdest du überlegen, wo du mich schon mal gesehen hast.

»Überall«, beantworte ich deine stumme Frage.

Du nickst. »Wir scheinen dieselbe Route zu haben.«

»Gefällt es dir hier?« Ich meine den Klub, in dem wir gerade sind, nicht die Stadt im Allgemeinen, und das weißt du auch.

»Eigentlich schon«, erwiderst du achselzuckend. Doch der Unterton deiner Stimme verrät mir, dass du das alles schon in- und auswendig kennst und vielleicht sogar gern woanders hingehen würdest, um etwas anderes zu machen – mit mir.

»Bist du schon durch?«, frage ich, denn wir befinden uns auf einer Art Job-Party, auf der man so tun soll, als würde man sich amüsieren, obwohl alle eigentlich aus einem anderen Grund dort sind. Man will die Leute treffen und sprechen, die in Städten wie dieser die Entscheidungen fällen. Diese Leute sind allerdings längst so betrunken, dass sie sich am nächsten Tag an nichts mehr erinnern werden. Oder sie sind längst auf dem Weg zu einer hipperen Veranstaltung, vielleicht in einem der Striptease-Klubs, wo die Mädchen mit Farbe besprüht werden. Dort treffen sie andere Leute. Fällen andere Entscheidungen.

»Ich bin durch.« Du nickst. »Zumindest, was das hier betrifft.« Du schaust mir tief in die Augen, und ich spüre, dass ich rot werde, und wende den Blick ab. Wo werden wir hingehen? Ich weiß es nicht, und es ist mir eigentlich auch egal, wenn wir nur mit deinem Laster hinfahren. In diesem Fall ist für mich eindeutig der Weg das Ziel.

Du nimmst mich bei der Hand, und wir verlassen den Klub gemeinsam, gehen vorbei an den Pagen, die dicht gedrängt auf dem Parkplatz warten, und auf die Straße, wo du gleich an der Ecke geparkt hast. Du öffnest die Tür und hilfst mir hinauf, und dann warte ich in dem dunklen Führerhaus darauf, dass du die Fahrertür aufmachst. In diesen wenigen Sekunden atme ich den Geruch ein, den Geruch des alten Lasters, und es kommt mir vor, als würde die Zeit zurückgedreht. Mein Herz klopft wieder zum Zerspringen, und ich spüre nur allzu deutlich, wie feucht mein Höschen bereits ist.

Vergessen wir die Fahrt, denke ich. *Vergessen wir das alles. Leg mich einfach hier flach, nimm mich gleich hier.*

Doch dann meldet sich mein Selbsterhaltungstrieb und ruft mir in Erinnerung, wo wir sind: mitten im geschäftigen Treiben auf dem Santa Monica Boulevard, den Scheinwerfern vorbeifahrender Autos und den Blicken neugieriger Passanten ausgesetzt, die vor den Klubs Schlange stehen. Für eine exhibitionistische Anwandlung ist das weder der richtige Ort noch der richtige Zeitpunkt. Also seufze ich und versuche, mich am Riemen zu reißen. Du startest inzwischen den Motor und fährst den glänzend schwarzen Asphalt entlang.

Ich glaube, ich weiß, wo du hinfährst. Wenn ich dich richtig einschätze, wirst du gleich links abbiegen und in Richtung der Hollywood Hills fahren. Zum Griffith Observatorium.

Als ich merke, dass ich deinen Plan tatsächlich durchschaut habe, muss ich lächeln. Ich sehe aus dem Fenster, und du greifst wieder nach meiner Hand. Einen Augenblick lang glaube ich, dass du auf entzückend altmodische Weise mit meinen Fingern spielen willst. Oder vielleicht willst du dir ja auch einen kleinen Vorgeschmack auf das Kommende verschaffen und deine Hand über meinen Körper gleiten lassen. Doch du überraschst mich. Du legst meine Hand auf deinen Schenkel. Ich spüre den warmen, abgewetzten Jeansstoff und bewege meine Hand auf und ab, auf und ab. Ich sehne mich danach, sie ein wenig weiter nach links zu schieben, um die Beule in deiner Hose zu ertasten.

Ich will dich, das lässt sich nicht leugnen. Wenn wir jetzt in einem Film wären, würde ich dir ins Lenkrad greifen und mit quietschenden Reifen in die nächste Seitenstraße einbiegen, den Laster in die erstbeste Parklücke lenken und mein Kleid hochziehen, um dir zu zeigen, was ich von dir will. Aber wir sind in der Wirklichkeit, und da ist so ein verrücktes Verhalten manchmal fehl am Platz. Also atme ich tief durch und beschreibe weiter beiläufig Spiralen mit meinen Fingern auf deinem Oberschenkel. Ich spüre deine gestählten Muskeln unter dem weichen, verwaschenen Jeansstoff und male mir aus, was es wohl für ein Gefühl sein wird, wenn meine nackte Haut endlich deine berührt. Dieses Bild stand mir schon oft vor Augen, seit ich dich zum ersten Mal gesehen habe. Und mich beschleicht das Gefühl, dass dieses Vorgeplänkel hinter der Hauptattraktion nur verblassen kann.

Der Laster nimmt die kurvige Strecke mit einer Leichtigkeit, als wäre er ein schneller Sportwagen und kein altes, tuckerndes Vehikel. Schon bald sind wir angekommen an unserem perfekten Ort. Wir betrachten die Aussicht, die sich vor uns ausbreitet, und die Welt um uns herum, den pechschwarzen Himmel und die funkelnden goldenen Lichter. Anstatt auszusteigen – warum sollten wir auch aussteigen? –, ziehst du mich auf dich, und jetzt ist meine Fantasie entfesselt, untrennbar verwoben mit der Wirklichkeit.

Der Geruch des Wagens umgibt mich. Darunter nehme ich unsere Düfte wahr – sauber und frisch, der Duft von Parfüms und Cremes. Und darunter schließlich rieche ich Haut. Einfach nur Haut. Ich lehne mich an dich, stemme meine Arme hinter dir an den Sitz, und jetzt spüre ich ganz deutlich, wie sehr es dich erregt, dass unsere Körper sich berühren. Wir sind noch völlig angezogen, und das gefällt mir. Es ist, als würden wir uns noch ein bisschen Zeit lassen, bevor es richtig losgeht mit dem Vögeln.

Ich schmiege mich an dich, und das fühlt sich an, als würden unsere Körper sich küssen, sich selbst durch die Schranken der Kleider hindurch verbinden. Eine Weile verharren wir so. Wir lassen uns Zeit. Dann schlüpft deine Hand in mein Höschen, fasst zwischen die Schamlippen und spürt die Feuchtigkeit dort, und als du nickst, weiß ich, du willst, dass ich das Höschen ausziehe. Ich winde mich aus deiner Umarmung, ziehe den seidenen Slip über meine schlanken Schenkel nach unten und schaue dir dabei zu, wie du deine Jeans öffnest.

Im Handumdrehen sitze ich wieder auf dir. Meine Muschi öffnet sich und nimmt deinen Schwanz tief in sich auf, und dann übernehme ich die Führung und reite auf dir. Nehme dich ganz in Besitz. Lenke dich so, wie du deinen Laster lenkst. Ich habe das Sagen, bewege mich auf und ab und weiß genau, was ich tue. Wir wissen beide, dass jetzt ich am Steuer sitze, und du lässt es geschehen. Ich lese in deinen Augen, dass du es wunderbar findest, mich die Geschwindigkeit wählen zu lassen. Es gefällt mir, dass ich das Ganze aus zwei Perspektiven erlebe. Damals und heute. Und obwohl ich schon einmal hier war, so etwas schon einmal gemacht habe, ist es mit dir doch völlig neu. Dieses Gefühl, als deine Hände meine Brüste umfassen und deine Daumen an meinen Brustwarzen reiben, die immer noch unter Kleid und BH verborgen sind. Mein Seufzen, als du mich noch näher an dich ziehst, um mich zu küssen, während wir vögeln.

Dein Mund brennt auf meinem, und du küsst mich langsam, knabberst leicht an meinen Lippen, während dein Schwanz sich hart und drängend in mir bewegt. Das gefällt mir. Es gefällt mir, wie sehr du noch Herr der Lage bist, obwohl ich die Führung übernommen habe. Ich seufze auf, und du küsst mich weiter, drehst meinen Kopf ein wenig zur Seite, um mich am Hals zu küssen. Dann greifst du mit beiden Händen in mein Haar, hältst meinen Kopf umfasst und bringst deine Lippen wieder auf meine.

Jedes Mal, wenn du mich küsst, schließen sich meine Muskeln fester um deinen Schwanz. Vielleicht hast du das ja schon gemerkt. Vielleicht bist du schon so auf mich eingestellt, dass du herausgefunden hast, wie du mich durch deine Küsse dazu bringen kannst, dich schneller oder langsamer, heftiger oder sanfter zu reiten. Und dann begreife ich. Du sitzt am Steuer, du lenkst uns durch diese gefährlichen Kurven. Du weißt genau, was einen guten Fahrer ausmacht – und ich bin dein gefügiges Vehikel. Du lässt meinen Motor an und machst mit mir die schönste Spritztour, die man sich denken kann.

Ich schnelle auf deinem Schwanz nach oben und lasse mich wieder nach unten sinken. Jetzt hältst du meine Taille mit den Händen umfasst, hilfst mir, treibst mich an. Dein Daumen reibt meine Klitoris und findet genau den richtigen Punkt. Ich erbebe, während du mich so bearbeitest, und dann küsst du mich noch einmal, und ich komme.

Die Nacht ist erfüllt von der Melodie des Straßenverkehrs von Hollywood. Erfüllt von Erinnerungen, auf Leinwand und Zelluloid gebannt, von Filmstars und vom Zauber des Kinos. Aber wir beide sind hier, allein zu zweit, und dieses kleine Stückchen Lust gehört nur uns.

Der Schlüssel

Du klopfst aus Höflichkeit, trittst dann aber ein, bevor ich reagieren kann. Du öffnest die Tür, bleibst einen Augenblick im Türrahmen stehen und schaust mich an.

»Komm schon rein«, sage ich. Ich will, dass du schnell hereinkommst und die Tür hinter dir zumachst. Will den unsinnigen Büroklatsch der Hühner, die auf meinem Gang arbeiten, im Keim ersticken. Mit einem halben Lächeln kommst du an den Schreibtisch und setzt dich in den gepolsterten Bürostuhl neben mir.

»Und, was machst du gerade?«

»Nur ein bisschen Redigieren.«

»Ich hab dir was mitgebracht.«

Kaffee, wie immer. Diesmal ist es ein doppelter Espresso. Am Dienstag war es ein Latte Macchiato mit extra viel Milchschaum. Jedes Mal, wenn du zu mir kommst, hast du eine andere Variante oder Geschmacksrichtung dabei, und ich freue mich über diese kleinen Überraschungen. Du ziehst mich damit auf, dass mein Leben viel zu organisiert ist, dass ich mich zu sehr an die Termine in meinem Filofax halte und dass du es lieber hast, wenn ich unvorbereitet bin.

»Und noch was«, sagst du jetzt und überraschst mich gleich noch einmal. Du ziehst eine kleine Schachtel aus der Tasche, aus der geheimen Innentasche deiner abgewetzten

Lederjacke. Ich schaue zu, wie du die Schachtel auf den Rand meines Schreibtischs stellst und dann mit den Fingern einen gleichmäßigen Rhythmus darauf klopfst.

»Was ist das?«

»Das wirst du schon selbst rausfinden müssen.«

Ich lächle und drehe mich in meinem Stuhl, um dein fein geschnittenes Gesicht besser betrachten zu können, die hellen, goldbraunen Augen, die ihre Farbe ändern, wenn du mich anschaust. Sanft legst du deine Hände auf die Lehnen meines Stuhls, drehst ihn auf den Rollen ganz zu dir herum und ziehst mich und den Stuhl näher an dich heran. All deine Bewegungen wirken anmutig, natürlich, katzenhaft. Schwierige Dinge machst du ganz einfach, ohne weiter darüber nachzudenken, während es mir manchmal schon schwer fällt, mein Jackett anzuziehen, ohne die Schulterpolster zu verdrehen.

Du ziehst den Stuhl immer weiter nach vorn, bis unsere Beine sich berühren. Ich lächle, doch dann halte ich inne – plötzlich sehe ich in deiner Miene, dass du mir etwas Ernstes zu sagen hast.

»Zweimal die Woche reicht mir nicht mehr«, sagst du leise. »Ich denke pausenlos an dich.« Seufzend legst du deine Hände auf meine Beine, direkt oberhalb der Knie, und lässt sie auf meiner grauen Flanellhose liegen, wie Vorboten, Appetithäppchen vor dem, was noch kommen wird. Ich seufze auf bei deiner Berührung und weiß, dass du Recht hast: Es ist inzwischen mehr als nur eine Affäre. Ich vermisse dich wahnsinnig, wenn wir nicht zusammen sind, vermisse deine Wärme, deinen Geruch.

»Aber ich hab doch noch gar nicht Geburtstag«, sage ich halb im Scherz, um die Stimmung wieder aufzulockern. Wir sind jetzt so nah beieinander, dass sich die vorwitzige Locke, die dir immer in die Stirn fällt, durch meinen Atem bewegt. »Und es ist auch nicht Weihnachten. Nicht mal Valentinstag.«

»Einfach nur so«, sagst du und schenkst mir dein einzigartiges Lächeln. Das einzig Unvollkommene daran ist ein fehlendes Stückchen am einen Schneidezahn – doch gerade um dieses kleinen Fehlers willen liebe ich dich umso mehr. »Weil ich einfach Lust dazu hatte.«

Du klopfst noch einmal nachdrücklich auf die kleine, flache Schachtel und schiebst sie dann über den Tisch, bis sie neben meiner Tasse liegt. Dann nimmst du meine rechte Hand und drehst sie so, dass du meine Handfläche küssen kannst. Mit der Zungenspitze zeichnest du die feinen, zarten Linien nach, die sich tief in meine Handfläche gegraben haben, die Landkarte einer Zukunft, die ich vielleicht lieber nicht kennen möchte. *Bin ich wirklich bereit dazu?*

»Soll ich es gleich aufmachen?«, frage ich. »Oder erst später?«

»Später«, sagst du grinsend, während deine Zunge jeden Einzelnen meiner klar lackierten Fingernägel umkreist. »Später.«

Nachdem du gegangen bist, betrachte ich das Geschenk erneut. Es ist in rotes Geschenkpapier verpackt und mit einem schmalen Satinband umwickelt. Ich streiche über das schimmernde Papier und die glänzende schwarze Schleife. Dann lege ich die Schachtel in die oberste Schreibtischschublade, schalte meinen Computer aus und mache mich zum Aufbruch bereit. Ich nehme meinen Trenchcoat vom Haken und male mir dabei aus, was wohl in dem mysteriösen Päckchen sein mag. So lange ich es nicht aufmache, kann ich davon träumen, was da in der Schachtel verborgen liegt.

Was, wenn es nun der Schlüssel zur Freiheit wäre?, frage ich mich. *Wäre das nicht schön? Wäre das nicht reine Magie?*

»Du musst mir dabei zuschauen«, sagst du. »Musst mir dabei zuschauen, wie ich deine Muschi lecke, die süßen Säfte von deinen Lippen sauge, meine Zunge in deine Möse stecke ... ganz tief in dich hinein, dorthin, wo du dich warm und geborgen und sicher fühlst. Ich will, dass du mir dabei zuschaust, Baby.«

Tief und bebend hole ich Luft, lausche deiner Stimme am anderen Ende der Leitung und reibe mich am Stuhlrand. Ich wünschte, ich könnte dir auch solche Dinge sagen, aber ich bin plötzlich verlegen, werde rot wie ein Teenager, obwohl ich die Ältere von uns beiden bin. Ich öffne den Mund, um etwas zu sagen, bringe aber kein Wort heraus – ich kann so was noch nicht einmal denken.

»Ich werde dich ficken«, sagst du, und ich stöhne auf. Die Dringlichkeit deiner Stimme, die schon an Verzweiflung grenzt, treibt mich in den Wahnsinn. »Ficken werd ich dich, meine kleine Büromaus, mein braves Mädchen.«

Ich seufze noch einmal, und weil der Hörer in meiner Hand bebt, merke ich, dass ich am ganzen Körper zittere.

»Ich werde dich auf deinen Schreibtisch legen und deinen Rock hochschieben ... du wirst doch einen Rock für mich tragen, Liebling? Und nicht einen deiner strengen Anzüge?«

»Mhm.« Das ist doch immerhin etwas. »Ja, werd ich.«

»Den schiebe ich hoch, damit ich dich sehen kann, deine Beine, deine Schenkel, deinen wunderschönen, samtigen weißen Hintern.«

Und dann? Was dann? Oh, bitte, sag's mir, bitte sprich mit mir. Ich will deine Stimme in meinen Kopf bannen wie auf ein Tonband, um sie in der Nacht abzuspielen, wenn ich im Bett liege, neben ihm, und so wach bin, so lebendig und ganz nah am ...

»Ich werde dich ficken, Baby, schnell und hart, genau so,

wie du es willst, wie du es brauchst. Ich werde deine süße, glitschige Muschi vögeln, bis du schreist. Ich werde in dich reinstoßen, bis du immer und immer wieder kommst. Du bist mein unartiges Mädchen, und ich werde dafür sorgen, dass du das auch weißt. Und wenn ich das tue, dann wirst du laut sein für mich, du wirst schreien und stöhnen und schluchzen … und alle sollen es hören.«

Alle. Alle sollen es hören. Was werden sie sagen? Was werden sie bloß sagen?

»Weißt du schon das Neueste? Letzten Dienstag war ihr Liebhaber bei ihr im Büro. Du hast den bestimmt schon gesehen, so ein junger, kräftiger Kerl. Das musst du doch gemerkt haben. Er bringt ihr Kaffee, zweimal die Woche, als wäre er Kellner im Café Dante. Von wegen! Er macht immer die Tür zu, und dann bleibt er bei ihr drin, viel zu lange, viel länger, als irgendjemand brauchen kann, um einen Dollar fünfundsiebzig aus dem Portmonee zu kramen.«

»Aber die doch nicht. Das glaube ich nicht. Das ist doch so eine richtig Brave. Und außerdem wirkt sie so, na ja … langweilig. Ich will ja nicht gemein sein, aber irgendwie ist sie eine graue Maus. Du weißt schon, was ich meine.«

»Das liegt nur an den Klamotten. Sie sollte nicht so viel Grau tragen. Irgendwer sollte sich mal erbarmen und ihr das sagen.«

Eine Pause. Gelächter. Zwei Toilettenspülungen werden betätigt.

»Na ja, vielleicht gibt es ja Männer, die Grau sexy finden. Hört sich ja an, als kriegte sie mehr als du, Meredith.«

»Du musst grad reden, Joyce. Du bist doch die viel größere Schlampe.«

Kichern, dann: »Du Biest!«

»Glaubst du, ihr Mann weiß davon? Vielleicht sollte es ihm jemand sagen. Damit er nicht so leiden muss, der arme Kerl.«

»Der arme Kerl? Ich glaube ehrlich gesagt nicht, dass der überhaupt leiden kann. Hast du ihn nicht gesehen, bei der Weihnachtsfeier? Wie er sie rumkommandiert hat? Der ist ein echter Albtraum. Ein Neandertaler.«

Wieder schallendes Gelächter, das teilweise im Plätschern der Wasserhähne untergeht.

Dann: »Das ist aber ein schöner Lippenstift.«

»Danke. Der ist ganz neu. Russet Moon von Chanel.«

Dann geht die Tür zum Waschraum auf und schließt sich wieder, und ich stelle die Füße zurück auf die blauen Fliesen und lächle in mich hinein. Obwohl ich eigentlich weinen sollte.

Du klopfst aus Höflichkeit, kommst dann aber herein, bevor ich reagieren kann. Aber was sollte ich auch sagen? *Komm herein, Baby* – so wie du immer redest –, *komm und vögele mich hier im Stehen. Reiß mir die Kleider vom Leib, meine guten Büropumps, meinen Blazer von Jones New York, mein Ann-Taylor-Kleid für hundertneunundachtzig Dollar. Fick mich wie ein Berserker, gib mir das Gefühl … ganz egal, lass mich einfach wieder irgendetwas fühlen. Ich hab's so satt, langweilig, grau, unscheinbar und tot zu sein. Ich will wieder leben, in deinem Kuss, in deiner Umarmung, in deinem Feuer.*

»Mein schönes Mädchen, du siehst bezaubernd aus.« Du scheinst mich mit den Augen verschlingen zu wollen und schiebst deine schwarze Sonnenbrille hoch, um besser sehen zu können. Du streichst mir die braunroten Locken aus der Stirn und küsst mich dann dorthin, ein süßer, keuscher Kuss. Und dann öffnest du den obersten Knopf meiner roten Seidenbluse und legst zwei Finger in die Kuhle an meinem Hals, um meinen Puls zu fühlen.

»Die Farbe steht dir gut, Liebling. Damit bist du ein echter Knaller.«

»Wirklich? Findest du?«

»Mhm.« Du öffnest auch die übrigen Knöpfe. »Es steht dir ganz vorzüglich, aber ehrlich gesagt, ich glaube, auf dem Boden sähe es noch besser aus.«

Ich muss lachen – ich kann nicht anders –, und du öffnest den Verschluss meines schwarzen Spitzen-BHs.

»Und das hier«, sagst du, während du mir hilfst, ihn auszuziehen, »das ist einfach unglaublich sexy.«

»Ich weiß. Viel besser als das altjüngferliche Zeug, das ich sonst immer trage.«

Du kniest dich vor mich hin und beginnst ganz langsam, meinen Körper zu streicheln, an den Schultern entlang, über meine nackten Brüste und meinen Bauch bis nach unten. »Hast du das für mich gekauft?«

»Nein, eigentlich nicht.«

Du hältst inne und schaust mich an. Du hast mich falsch verstanden, denkst, ich würde mich mit einem anderen treffen. Als ob ich das könnte. Ein Schleier der Sorge, der Eifersucht, legt sich über deine Augen, doch als ich lächle und dich beruhige – »Ich hab's für mich gekauft« –, machst du sofort dort weiter, wo du aufgehört hast, kniest am Boden zwischen meinen Beinen und hältst sanft meine Brüste umfasst.

»Ich weiß gar nicht, warum ich das andere Zeug so lange getragen habe. Eigentlich wollte ich immer schon so etwas anziehen.«

»Du hast dich vor dem gefürchtet, was du damit entfesselst«, murmelst du an meinem warmen Körper. »Du hattest Angst, es könnte dir gefallen.«

Dann Stille, während du das Tal zwischen meinen Brüsten

küsst und dann weiter hinuntergleitest, über die leichte Wölbung meines Bauches bis hin zum Rockbund. Eine Stille, die uns umgibt – schön wie ein Gobelin, voller Gedanken, Träume und Fantasien, die alle kurz vor der Erfüllung stehen.

»Aber den hast du für mich angezogen, nicht wahr?«

»Ja«, hauche ich. Du bedeutest mir aufzustehen, und dann drückst du meinen Oberkörper auf den Schreibtisch und hebst ganz langsam von hinten den blumengemusterten Rock hoch. Du streichelst mich durch die hauchdünnen Strümpfe hindurch, ziehst sie dann vorsichtig an meinen Beinen hinunter und hilfst mir dabei, zuerst die Schuhe und dann die Strümpfe auszuziehen.

»Du bist wunderschön«, flüsterst du. »Eine Offenbarung. Ich kann es kaum erwarten, dich zu schmecken …«

Sie hatten Unrecht, die beiden Klatschmäuler auf der Damentoilette. Du bist seit langem mein Verehrer, mein Liebster, mein obszöner Anrufer. Du hast mich geküsst, mich berührt, und wir haben uns mit Petting vergnügt wie zwei Teenager. Aber bis jetzt hatten wir noch nie richtig Sex.

Du schiebst eine Hand in mein gewagtes Spitzenhöschen – es ist schwarz, passend zum BH –, ziehst es dann bis zu meinen Knöcheln hinunter und lässt es dort, sodass ich dir nicht mehr entkommen kann. Ich spüre deinen heißen Atem an der Innenseite meiner Schenkel, und dann beginnt deine Zunge ihre Wanderung nach oben, teilt meine Schamlippen und taucht in mich hinein, und ich bin so bereit für dich, so willig. Meine Schenkel sind feucht von meinem Honig, und du bewegst deine Zunge in kleinen Kreisen überall hin, trinkst jeden Tropfen und gibst dabei hinreißend gierige Geräusche von dir.

Ich klammere mich mit beiden Händen am Schreibtisch fest, kralle meine Nägel in die geschnitzten Holzbordüren.

Ich beiße mir auf die Unterlippe, um nicht aufzuschreien, und viel zu spät frage ich mich, ob du wohl die Tür abgeschlossen hast. Aber spielt das noch eine Rolle?

»Du wirst schreien«, sagst du, leise und sanft, ohne deinen Mund von mir zu lösen. Deine Stimme hallt in meiner Muschi wider, löst unglaubliche Schwingungen in mir aus. »Du wirst laut schreien, Baby, und alle werden es hören. Alle.«

Oh, Gott, fühlt sich das gut an, deine Zunge und jetzt auch noch deine Finger, die mich erforschen, mich öffnen. Du reizt meinen Kitzler mit deiner Zungenspitze, nur, um sie dann wieder wegzuziehen, nimmst ihn zwischen zwei Finger, und die Empfindungen werden stärker, das Verlangen steigt. Ich will deinen Schwanz dort spüren. Ich will, dass du mich ausfüllst, mich heilst, mich wieder ganz machst. Und doch weiß ich, obwohl du nichts sagst, dass du mich vorher zum Orgasmus bringen willst, dass du nicht aufhören wirst, bis ich komme, mich nicht vögeln wirst, bis ich komme.

»Keine Geheimnisse mehr, Liebling, keine Spielchen mehr.«

Du schiebst zwei Finger in meine Muschi, und dann ziehst du mit dem Daumen meine Pobacken auseinander und kitzelst mich dort, erforschst mich, öffnest mich. Ich fühle mich schwach und bin plötzlich dankbar für den Halt, den mein Schreibtisch mir bietet. »Du wirst schreien«, und ich höre mich stöhnen, als wäre es jemand anders, die Stimme einer anderen Frau und der Körper einer anderen Frau, der da so wundervoll, so meisterhaft bearbeitet wird, der da gestreichelt, geleckt, gereizt und – ein tiefer Atemzug – gefickt wird, *oh, dem Himmel sei Dank*! Du fickst mich im Stehen, stößt deinen Schwanz in mich hinein, spießt mich auf, und deine Eichel tanzt zwischen den engen Wänden meiner Möse.

»Drück fester«, befiehlst du, und ich tue es, ich kann gar nicht anders, die Kontraktionen kommen wie von selbst, vom ersten Stoß an. Dein Schwanz pulsiert in mir, bewegt sich vor und zurück, und du ziehst ihn fast ganz aus mir heraus, nur, um ihn sofort wieder in mich hineinzurammen.

»Fester ...«, sagst du noch einmal und greifst mit einer Hand in mein langes braunes Haar und ziehst meinen Kopf nach hinten, sodass du mich auf den Mund küssen kannst, mich ganz sanft küssen kannst, während du mich schnell und wild fickst – genau so, wie du es gesagt hast, genau so, wie ich es brauche.

»So ist es gut, Baby, immer weiter so.« Es klingt, als würdest du auf ein Pony einreden, um es dazu zu bringen, gleichmäßig zu laufen, im Rhythmus zu bleiben. Ich presse mich an deinen Körper und genieße die Berührung deiner offenen Jeans an meinen nackten Schenkeln, deiner kühlen Lederjacke an meiner heißen Haut.

Ich stöhne lauter. Ich weiß, dass man mich hören wird, doch es ist mir egal, ich verschwende keinen Gedanken an die Konsequenzen, rufe deinen Namen, »Oh, ja, bitte, ja!«, und ich komme, bewege mich im gleichen Takt mit dir, finde den Rhythmus und halte ihn, bewege mich auf deinem harten Schwanz, reite darauf, und dann lasse ich auf dein Zeichen davon ab, sinke vor dir auf die Knie und lecke meine eigenen Lustsäfte von deinem Schwanz, sauge all die süßen Tropfen auf, die meine Lippen bedecken, und achte nicht auf das wilde Klopfen an meiner Bürotür.

Hinterher liegen wir auf dem Boden meines Büros, warm und feucht, nackt und verschwitzt, und haben unsere Kleider als Kissen hinter uns zusammengelegt. Ich stütze mich auf einen Arm, um dich zu küssen, deinen offenen Mund zu küssen, damit ich mich selbst auf deinen Lippen schmecken kann und du dich auf meinen Lippen. Ich weiß, dass ich jetzt auch mit dir reden kann, dass sich etwas in mir verändert hat. Ich weiß, beim nächsten Mal werde ich sagen: »Ich brauche deinen Schwanz so sehr. Bitte, Baby, bitte, lass mich ihn schmecken, lass mich dich trinken, dich verschlingen. Ich bin so hungrig …« Ich werde alles sagen, was ich will, absolut alles.

»Hast du dein Geschenk eigentlich schon aufgemacht?«, fragst du leise, streichst mir das Haar aus dem Gesicht und schaust mir in die Augen.

»Nein. Ich wollte es mir aufheben.« Und dabei hatte ich gedacht, dass es genau so etwas sein würde – wenn auch nicht ganz so wundervoll –, genau diese Freiheit, der Schlüssel, der die Tür aufsperren und meine Seele befreien würde.

Doch jetzt kenne ich die Wahrheit: Ich brauche keinen Schlüssel. Oder besser gesagt: Ich besaß den Schlüssel die ganze Zeit, hatte nur nicht den Mut, ihn ins Schloss zu stecken.

Zugang zu allen Ebenen

Ein Freund von mir arbeitet hier, als Rausschmeißer. Er hat mich mal rumgeführt, daher weiß ich, wo ich hingehen muss, als ich hinter die Bühne komme. Ich gehe einen schmalen Gang entlang, der voll ist mit schwarz gekleideten Roadies und schmierigen Rockjournalisten, dazwischen ein paar Groupies. Alle starren mich unverhohlen an, und es stört sie gar nicht, dass ich merke, wie sie mich mustern. Ich habe aber auch nichts anderes erwartet; schließlich habe ich nicht besonders viel an. Nichts als hautenge, hellblaue Hotpants aus Lackleder, ein knappes Bikinioberteil mit roten Flammen auf den Titten und schwere, kniehohe Stiefel. Meine Bikerjacke aus schwarzem Leder halte ich in der Hand. Ich habe sie extra ausgezogen, damit man alles sehen kann. Das Bikinioberteil ist so eng, dass sich meine Brustwarzen darunter abzeichnen, vor allem, wenn sie sich so aufrichten wie jetzt, unter den Blicken der ganzen Leute.

Während ich mich durch den Gang dränge, merke ich, wie mich die Typen unverhohlen gierig anstarren. Sie sagen: »Hi« und »Wen haben wir denn da?« und »Wie wär's mit uns beiden?«. Der übliche Mist eben. Die Frauen, die alle ähnlich gekleidet sind wie ich mit ihren knappen Fetischklamotten und ihren provokanten Tattoos, werfen mir gehässige, böse Blicke zu. Sie wissen: Ich bin Konkurrenz. Nur eine ist anders. Sie hat kurzes, blondes Haar, trägt eine hautenge Hüfthose aus Leder und dasselbe Bikinioberteil wie ich, nur ohne die Flammen. Ihre Brüste sind kleiner als meine, aber absolut umwerfend. Sie schaut mich an, ihre Augen wandern über meine Brüste, meinen Bauch, meine Beine. Es scheint sie überhaupt nicht zu stören, dass ich es merke. Ich lächle sie an. Sie lächelt zurück, und als ich an ihr vorbeigehe, streckt sie die Hand aus, und ihre Fingerspitzen streifen meinen Bauch. Die Berührung elektrisiert mich.

Am Ende des Ganges steht ein riesiger Bikertyp, ganz in Leder gehüllt. Ich zeige ihm meinen Backstage-Ausweis. Zugang zu allen Ebenen. Er betrachtet ihn mit halb geschlossenen Augen. Mein Magen zieht sich zusammen. Der Ausweis ist zwar eine ganz gute Fälschung, aber so gut nun auch wieder nicht.

Er schaut mir ins Gesicht, mustert meine Brüste, gibt mir den Ausweis zurück. Dann öffnet er die Tür.

Jetzt bin ich im innersten Backstage-Bereich, da, wo sich die Band aufhält. Ein langer, enger Gang mit Türen auf beiden Seiten. Ich höre die Jungs auf ihren Instrumenten herumklimpern. Ich schaue in ein paar Zimmer, sehe Gesichter, die ich kenne. Dann bleibe ich wie angewurzelt stehen.

Du stehst am Ende des Ganges, vor einer Tür mit einem Stern darauf. Und du schaust mich direkt an.

Deine Augen wandern über meine Brüste, und meine Brustwarzen werden jetzt richtig hart unter dem engen Oberteil. Lieber Himmel. Du schaust mich an. Dein Blick wandert weiter über meinen Bauch, über die eng sitzenden Shorts und bleibt lange an meiner Muschi hängen, deren Umrisse sich darunter abzeichnen. Ich sehe dich an, und mir wird schwindelig. Du schaust auf meine Möse.

Jetzt siehst du mir ins Gesicht, lächelst mich an. Ich bin zu aufgeregt, um dein Lächeln zu erwidern.

Du deutest mit einer kurzen Kopfbewegung auf die Tür mit dem Stern.

Dann machst du die Tür auf, gehst hinein und lässt sie offen.

Ich habe Angst, dass meine Knie unter mir nachgeben könnten. Ich fühle mich ganz wacklig, als ich rasch den Gang entlanggehe, dir nach, auf die Garderobe zu. Ich spüre die Hitze zwischen meinen Beinen, da, wo du mich angeschaut hast, wo du meine Möse in Brand gesetzt hast wie mit einem Laserblick.

Drinnen brennen Kerzen, und ich rieche Räucherstäbchen. Das Licht ist gedämpft. Du sitzt auf einer schwarzen Ledercouch, hast die Beine gespreizt, und unter deiner engen Lederhose zeichnet sich dein Gemächt ab, groß und einladend.

Zitternd komme ich zu dir herüber. Ich bin so aufgeregt, dass ich vergesse, die Tür zuzumachen, doch das scheint dir egal zu sein.

Du ziehst mich zu dir herunter. Als ich deinen Körper spüre, kriege ich schon fast einen Orgasmus. Deine Lippen legen sich auf meine, und deine Zunge schmeckt nach Zigarettenrauch und Wodka, als sie in meinen Mund eindringt. Ich spüre, wie deine Hände mein Bikinioberteil aufschnüren. Es fällt herunter, und deine Hände finden meine Brüste.

Ich stöhne leise, als du anfängst, meine Brustwarzen zu kneten. Du lehnst dich auf der Couch zurück, und ich bin über dir, die Beine über deinen Hüften gespreizt. Als ich mich auf dich setze, rutsche ich weiter nach unten und drücke meine fest umhüllte Muschi an deinen Unterleib. Ich fühle deinen Schwanz. Wie er steif wird.

Ich löse meinen Mund von deinem und greife keuchend nach deinem Gürtel. Ich muss ihn haben. Ich kann gar nicht glauben, dass das alles wirklich passiert, aber ich muss ihn einfach in den Mund nehmen.

Als ich deinen Schwanz aus der Hose befreie, ist er genauso groß, wie ich ihn mir vorgestellt habe. Meine Muschi pulsiert gierig von deinem Geruch. Ich schließe meine Lippen um die Eichel und lasse meine Zunge darum kreisen, schmecke deine Lusttropfen. Sie schmecken himmlisch. Meine Lippen gleiten an deiner Rute entlang, und ich verschlucke dich ganz. Stöhnend gräbst du deine Hände in mein Haar. Ich sauge an deinem Schwanz, denn ich will unbedingt deinen Saft schmecken.

Da spüre ich ein zweites Paar Hände, die sich um meine Taille legen. Meine hautenge Lacklederhose aufknöpfen. Den Reißverschluss öffnen.

Ich hebe den Kopf von deinem Schwanz, schaue über die Schulter. Es ist das Mädchen aus dem Eingangsbereich. Mir fällt auf, dass sie daran gedacht hat, die Tür zu schließen.

Deine Hand in meinem Haar führt mich zurück zu deinem Schwanz, und die Fremde zieht mir gleichzeitig die Hose von der feuchten Haut und entdeckt, dass ich darunter nichts weiter anhabe. Absolut nichts. Ich sauge wieder an deinem Schwanz, will ihn noch mehr als vorher. Die Hose gleitet an meinen Schenkeln herunter, über meine Waden, bis zu den Knöcheln. Ihre Hand gleitet zwischen meine Beine, und ich spüre, wie sie meine feuchte Muschi streichelt. Dann gleiten zwei ihrer Finger in mich hinein, und ich schnappe nach Luft. Sie hat kurze Fingernägel. Sie fängt an, mich zu ficken.

Jetzt sauge ich nur noch heftiger an deinem Schwanz, weil sich das so wahnsinnig gut anfühlt. Es ist, als hätte sie mich schon hundertmal so bearbeitet; sie kennt meine Muschi genau. Ihre Fingerspitzen berühren meinen G-Punkt, und ihre andere Hand wandert an meinen Kitzler, spielt mit dem kleinen Ring daran. Jetzt schiebt sie drei Finger in mich hinein, ganz tief, bis zu den Knöcheln. Sie reibt meinen G-Punkt, und ich stöhne auf. Sie bearbeitet meinen Kitzler, und mein ganzer Körper, nackt bis auf die Stiefel, erbebt vor Lust.

Mit großen Augen schaue ich zu dir empor, präge mir dein wundervolles, vertrautes Gesicht ein, während du mir beim Blasen zuschaust. Wie gebannt siehst du mich an, als könntest du nicht genug bekommen von meinem Gesicht, als könntest du nicht genug davon bekommen, wie sich mein Mund um deinen Schwanz schließt und mein Kopf sich auf und ab bewegt.

Sie hat ihr Tempo jetzt gesteigert, fickt mich rhythmisch mit drei Fingern, trifft jedes Mal den richtigen Punkt, während sie mit der anderen Hand meinen Kitzler bearbeitet. Ich werde kommen. Ich werde kommen, mit deinem Schwanz in meinem Mund.

Doch dann kommst du vor mir, wahrscheinlich, weil ich dich so gut bearbeitet habe, mich so sehr nach deinem Saft in meinem Mund gesehnt habe. Ich schlucke alles herunter. Jeden Tropfen. Und als sie dein Stöhnen hört, fickt sie mich noch schneller, stimuliert meinen G-Punkt noch stärker, reibt heftiger an meinem Kitzler. Und dann komme ich auch, mit deinem dickflüssigen Saft in meiner Kehle, und der Geschmack überwältigt mich, während ich schlucke. Mein nackter Körper explodiert, die Ekstase breitet sich von meiner Möse her in mir aus. Ich falle nach vorn, auf dich, und ihre Finger stecken immer noch in mir.

Jetzt zieht sie die Finger aus meiner Muschi, und du hältst meinen Kopf fest an dich gedrückt, zwischen deinem Körper und der Sofalehne. Ich fühle mich hilflos, wie verloren in der Wärme deiner Umarmung. Du drehst mich so um, dass ich halb auf deinem Schoß sitzen und meine Beine auf dem Sofa ausstrecken kann. Deine Hände spielen mit meinen Brüsten, und ich wimmere vor Lust und betrachte dabei das tolle Mädchen mit den kurzen, blonden Haaren und den kleinen Brüsten.

Sie zieht sich aus.

Erst das Bikinioberteil und dann die Hose. Die Hose sitzt so eng, dass sie sich praktisch herausschälen muss. Sie muss sich richtig anstrengen, um sie auszuziehen. Aber auch sie trägt nichts darunter, genau wie ich.

Nun kommt sie nackt zum Sofa herüber und schaut mir in die Augen. Ich weiß, was sie will, und ich gebe es ihr.

Langsam spreize ich die Beine.

Sie kniet sich hin und bringt ihr Gesicht zwischen meine Schenkel, als könnte sie es kaum erwarten. Und sie wartet auch nicht. Ich stöhne heftig auf, als ich ihre Zunge an meinem noch ganz empfindlichen Kitzler spüre. Sie fängt an, mich zu lecken.

Du ziehst meinen Kopf nach hinten und beugst dich über mich, drückst deinen Mund wieder auf meinen. Es stört dich nicht, dass ich dir gerade einen geblasen, dein Sperma geschluckt habe. Deine Zunge taucht tief in meinen Mund, und du spielst weiter mit meinen Brüsten. Meine Brustwarzen sind so empfindlich, und als du sie knetest, kommt es mir vor, als gäbe es eine direkte Verbindung zwischen ihrer Zunge an meinem Kitzler und deinen Händen an meinen Titten. Ich werde gleich noch einen Orgasmus kriegen. Sie leckt mich gnadenlos, verschlingt meine Muschi. Ihre Finger gleiten wieder in mich hinein, während ihre Zunge um meinen Kitzler kreist. Gleich komme ich. Und ich komme, winde mich in deiner Umarmung, während deine Zunge in mich eindringt und deine Hände meine Brüste fest umschließen und sie sich weiter über meine Muschi hermacht, alles nimmt, alles, und mich zum Orgasmus bringt.

Jetzt seid ihr beide über mir, ihr küsst euch, und ihre kleinen Brüste sind dicht vor meinem Gesicht. Ich schließe meine Lippen um eine ihrer Brustwarzen und sauge daran. Sie keucht und sagt: »Hm, das willst du also? Ich dachte, du bist hetero …« Und dann greift sie um mich herum, dorthin, wo dein weicher Schwanz sich an meinen Rücken drückt. Sie umfasst ihn mit der Hand und fängt an, damit zu spielen.

Dein Schwanz wird langsam wieder steif.

Ich bin ganz in ihre Brüste vertieft, ich liebe das Gefühl des warmen, glatten Fleisches an meinem Gesicht, während ich an ihren Brustwarzen sauge. Du schiebst dich unter mir hervor, dein Schwanz ist jetzt wieder ganz steif, und sie drückt mich vom Sofa herunter, lässt mich auf die Knie sinken, setzt sich vor mich und spreizt die Beine.

Sie führt mein Gesicht zwischen ihre Schenkel und zieht ihre Schamlippen für mich auseinander. Ich drücke meine Lippen darauf und schmecke den scharfen Geschmack ihrer Möse, die schon so feucht ist, dass mir der Saft das Kinn herunterläuft, als ich sie lecke. Ich lecke stärker, und sie fängt an zu stöhnen, als ich mich ihrem Kitzler nähere. Ich mag es, wie sie stöhnt. Ich schließe meine Lippen um ihren Kitzler und fange an, ihn mit der Zunge zu bearbeiten. Ich will sie. Ich will, dass sie für mich kommt.

Und du hast mich jetzt vor dir, auf den Knien, über das Sofa gebeugt, zwischen ihren gespreizten Beinen. Du schiebst meinen Hintern weit nach oben, deine Hände halten meine Hüften. Du stehst hinter mir, wirst gleich in mich eindringen.

Ich spüre deinen Schwanz an meiner Muschi. Ich bin so feucht, dass sogar ein so großer Schwanz wie deiner mühelos in mich hineingleitet. Ich keuche auf, als er den tiefsten Punkt in mir berührt, mich ganz ausfüllt. Du stöhnst ein wenig, fängst an, mich zu ficken. Es ist ein unglaubliches Gefühl, und ich will jetzt nur noch mehr an ihrer Muschi lecken. Ich tauche hinein mit meiner gierigen Zunge, will mehr von ihrem Saft, mehr von ihrem Geschmack. Ihr Kitzler ist groß und fest und hart an meiner Zungenspitze. Ihre schmalen Finger fahren sanft durch mein Haar. Du greifst über mich hinweg und führst meine Hände an ihre Brüste, und ich spiele mit ihren Brustwarzen, während du mich von hinten fickst. Du umfasst meine Hüften noch fester und stößt hart in mich hinein, richtig hart, als wärst du kurz vor dem Höhepunkt. Die Empfindungen überwältigen mich, der Geschmack ihrer Muschi, ihre Brüste unter meinen Händen, ihre Finger, die sanft mein Gesicht liebkosen, meine Brustwarzen, die über den Lederbezug des Sofas streifen. Es ist zu viel. Ich werde noch einen Orgasmus kriegen.

Diesmal komme ich zuerst, stöhne in ihre Muschi hinein, als sie die Schenkel um mich zusammenpresst. Du hörst nicht auf, stößt weiter in mich hinein und näherst dich deinem eigenen Höhepunkt. Ich lecke weiter ihren Kitzler, will nie mehr damit aufhören. Und dann, ganz plötzlich, kommt sie, ihr Hintern hebt sich in die Höhe, ihre Hüften kreisen heftig, sie presst ihre Muschi fest an mein Gesicht, und ihr ganzer Körper verkrampft sich. Da lässt auch du dich gehen, dein Schwanz pulsiert in mir, und ich spüre die Nässe, die meine Muschi tränkt, als du dich zum zweiten Mal in meinen Körper ergießt.

Ich liege da, zusammengesunken zwischen euch beiden, und lausche deinen regelmäßigen Atemzügen und ihren kleinen, erschöpften, ekstatischen Wimmerlauten. Sie greift nach einem Päckchen auf dem Tisch in der Nähe, zieht eine Nelkenzigarette heraus und zündet sie an. Der dichte Rauch duftet süß, und sein Geruch ist sogar stärker als der, der noch an meinem Gesicht klebt. Der Geruch ihrer Muschi.

Da klopft es an der Tür. Jemand ruft deinen Namen und sagt: »Showtime!«

»Ich muss los«, sagst du, verstaust deinen großen, wundervollen Schwanz in der Lederhose. Jetzt wirst du nach draußen gehen, auf die Bühne. Du wirst da draußen auftreten, und mein Saft klebt noch an deinem Schwanz. Mir läuft ein Schauder durch den ganzen Körper.

Ich sehe sie an, als du die Tür öffnest und den Raum verlässt. Du lässt die Tür sperrangelweit offen. Ich knie noch immer auf dem Boden, recke meinen Hintern in die Luft, meine Muschi weit geöffnet und voll von dir. Unsere Blicke treffen sich. Ihre roten Lippen lächeln hinter der Zigarette hervor.

Sie deutet mit dem Kopf zur Tür.

»Na komm«, sagt sie. »Schauen wir uns das Konzert an.«

Dunkelheit

Ich weiß, ich sollte mich nicht heimlich in deine Wohnung schleichen. Ich weiß, wie riskant das ist. Ich weiß auch, was das für ein absolut schamloses, furchtbares, unverfrorenes und unanständiges Verhalten ist. Aber ich mache es trotzdem, denn mir ist das alles egal. Ich habe immer noch deinen Schlüssel. Es ist also kein Problem für mich, mich heimlich hineinzuschleichen.

Es ist völlig dunkel im Zimmer. Und kalt. Hinter einem der schweren Vorhänge steht ein Fenster offen. Ich spüre, wie sich meine Brustwarzen aufrichten, spüre den Lufthauch an meinen Schenkeln. Ich bleibe stehen und warte darauf, dass sich meine Augen an die Dunkelheit gewöhnen, aber die Vorhänge sind zugezogen, und man kann fast nichts sehen. Schließlich beginne ich, den Raum langsam zu durchqueren, mit tiefen Atemzügen und klopfendem Herzen. Bist du überhaupt da? Ich versuche, dich atmen zu hören, doch ich höre nur das Blut, das mir in den Ohren rauscht. Jetzt stoße ich mit dem Knie ans Bett. Ich beuge mich vor, strecke die Arme nach dir aus.

Das Bett ist leer. Die Decke ist zurückgeschlagen, aber du bist nicht da.

Ich frage mich, wo du wohl bist. Einfach verschwunden, wo ich doch mit dir gerechnet hatte, wo doch mein ganzer

Plan darin bestand, dich zu überraschen. Ich sage mir, dass ich besser gehen sollte, aber ich kann nicht. Ich kann einfach nicht.

Also strecke ich die Hand aus und öffne den Reißverschluss an meinem Kleid.

Darunter trage ich nicht viel, und der knappe String gesellt sich rasch zu meinem Kleid, ein unordentliches Häufchen neben dem Bett. Ich streife die Schuhe ab. Nackt, wie ich jetzt bin, zittere ich vor Kälte. Ich würde gern das Fenster schließen, aber ich schaffe es nicht, auch nur eine Kleinigkeit zu verändern.

Ich krieche ins Bett. Mühelos gleitet mein Körper zwischen die kühlen Satinlaken. Der glatte Stoff versetzt jeden Zentimeter meines nackten Körpers in Erregung. Ich spüre, wie sich meine Brustwarzen noch mehr, fast schon schmerzhaft verhärten. Beiläufig lege ich eine Hand zwischen die Beine, an meine Muschi. Ich bin feucht – extrem feucht sogar, und ich stöhne leise, als meine Finger den Eingang berühren.

Etwas ziellos streichele ich meine Muschi, spüre, wie sie immer feuchter wird. Ich spreize die Beine und genieße die Berührung des Satinlakens an meinen Schenkeln, meinen Waden, meinen Füßen. Meine Hand berührt träge meine Brüste, knetet ganz leicht die Brustwarzen. Ich liege da, denke an dich und an das, was ich hier mache. Daran, wie falsch es ist. Wie unanständig. Daran, dass ich das wirklich nicht tun sollte und es trotzdem tue. Dass ich es tun will. Ich denke an all die anderen Dinge, die ich tun will, und reibe stärker an meiner Muschi, spüre, wie heiß sie ist.

Wirst du wohl allein heimkommen? Wirst du mich in deinem Bett entdecken und mir befehlen zu gehen? Es gibt so viele Gründe, warum ich nicht hier sein sollte – warum wir schlecht füreinander sind. Wenn wir jetzt wieder etwas anfangen, wird uns das bestimmt zurückwerfen. Vielleicht ist es aber auch nur ein letztes Mal, um der alten Zeiten willen.

Wirst du zu mir kommen? Oder wirst du vielleicht mit jemand anderem heimkommen – vielleicht auch mit mehreren oder gar vielen anderen? Wäre es in Ordnung, wenn noch jemand Drittes dabei wäre? Meine Muschi beginnt zu pulsieren, als ich mir die verschiedenen möglichen Szenarien ausmale, und der Gedanke an deine Berührungen löst ein Prickeln im ganzen Körper aus.

Da höre ich den Schlüssel im Türschloss. Die Tür öffnet sich, und in dem hellen Rechteck sehe ich deine Silhouette. Du bist allein.

Dein Anblick tut mir weh. Mein ganzer Körper sehnt sich schmerzlich nach dir.

Du siehst mich nicht. Du machst die Tür hinter dir zu. Ich halte den Atem an und lausche deinen Schritten, als du durch den Raum gehst, den Vorhang zurückziehst. Ich sehe deinen Rücken, im Licht eines einzelnen Mondstrahls, der über deine Schulter fällt. Du machst das Fenster zu, es schließt sich mit einem dumpfen Geräusch. Dann schließt du den Vorhang wieder und bist meinen Blicken entzogen. Irgendwo da in der völligen Dunkelheit bist du, und meine Seele sehnt sich nach dir, will dich zwischen meinen gespreizten Beinen spüren.

Ich höre das Rascheln deiner Kleidung, als du dich im Dunkeln ausziehst.

In meinem Kopf dreht sich alles. Ich lausche dem Geräusch deiner Kleidung, die du zu Boden fallen lässt, dem Geräusch deines Atems. Langsam bringe ich meine Schenkel wieder zusammen und drehe mich auf die Seite. Hörst du meine Bewegungen? Hörst du meinen Atem, der hart und stoßweise geht vor Aufregung, weil ich dir so nahe bin, hier, in deinem Bett?

Dann spüre ich, wie die Decke zurückgeschlagen wird und dein Körper ins Bett gleitet. Und meinen berührt. Dein heißes Fleisch brennt an meinem. Deine Hände legen sich um meine Taille, dein Bein mit den weichen Haaren drängt sich mühelos zwischen meine glatten Schenkel.

Weißt du, dass ich es bin? Weißt du, dass ich auf dich gewartet habe? Oder ist es dir ganz egal, wer es ist?

Ich spüre deine Hand auf meiner Brust, dein Daumen streicht über meine geschwollene Brustwarze. Deine Lippen finden auch im Dunkeln mühelos die meinen. Dein Mund öffnet meinen Mund, und ich spüre, wie deine Zunge in mich eintaucht.

Du bewegst dich, drängst dich an meinen Körper und bringst mich dazu, mich auf den Rücken zu legen. Ich keuche, als ich dich schwer zwischen meinen Beinen spüre, dein Knie drückt sich hart an meine Muschi, an meinen Kitzler. Jetzt hast du beide Hände an meinen Brüsten, knetest achtlos meine Brustwarzen. Du nimmst dir keine Zeit, meine Brüste zu erforschen oder auszuprobieren, wie viel Druck ich ertragen kann. Deine Zunge gräbt sich in meinen Mund, nimmt mich einfach so, und ich atme tief deinen Duft ein – männlich, intensiv, überwältigend. Dominant.

Als deine Beine ohne jede Anstrengung zwischen meine gleiten, packt mich Angst. Was, wenn du das gar nicht bist? Dein Geruch scheint so wenig vertraut, so berauschend, ich könnte genauso gut mit einem Fremden schlafen. Vielleicht bist du es, vielleicht ist es aber auch ein Einbrecher, ein Mörder. Ich spüre ein drängendes Gefühl in meiner Muschi, als deine Knie meine Beine auseinander zwingen, und ich merke, dass ich unwillkürlich die Hüften vom Laken hebe, dir entgegenkomme.

Du drückst meine Brustwarzen noch fester, als dein

Schwanz meine Pforte findet. Ich bin so feucht, dass keine Hand dich mehr hineinführen muss. Meine Arme liegen nutzlos neben meinem Körper. Ich bin in deiner Macht, sehne mich verzweifelt danach, dass du mich nimmst.

Der erste Stoß durchzuckt mich, dringt mit bebender Erregung und Angst bis in meine Seele. Ich kann gar nicht glauben, wie feucht ich bin. Meine Muschi ist so empfindlich, dass ich jeden Millimeter deiner Stöße spüre, mein Körper passt sich deinem Schwanz an. Ist mir die Form vertraut? Ist er so, wie ich ihn kenne? Ist es dein Schwanz? Oder der eines Fremden?

Mein Hintern hebt sich weit vom Bett empor, ich wölbe mich dir entgegen, und du stößt so tief wie möglich in mich hinein. Ich bin bereits kurz vor dem Orgasmus. Deine Lippen lösen sich von meinen, und ich rieche deinen süßen, erregenden Atem, fühle deine Lippen dicht an meinem Gesicht, während du in mich hineinstößt. Ich komme, meine Kehle zieht sich zusammen, ich stoße ein gepresstes Stöhnen hervor, der Orgasmus kommt so unerwartet, wie eine Explosion in meinem Körper. »Oh, Gott«, flüstere ich. Fast will ich hinzufügen: »Was habe ich getan?« Aber ich weiß es ja. Ich weiß, was ich getan habe. Ich schlinge die Arme um dich und ziehe dich näher an mich heran, meine Schenkel schließen sich fest um deine Hüften. Du bist schwer, und während du immer tiefer in mich hineinstößt, schiebst du meine Beine noch weiter auseinander, sodass ich völlig offen daliege. Meine Hände wandern an deinem Rücken hinunter, finden deinen Hintern, spüren die Muskeln, die sich bei jedem Stoß fester anspannen. Du küsst mich wieder, und deine Zunge dringt ebenso tief in mich ein wie dein Schwanz.

»Oh, Gott«, flüstere ich. »Oh, Gott, gleich … schon wieder … gleich …« Und dann passiert es, und es ist mir fast peinlich, dass du mich so wild machst, so schnell zum Orgasmus bringst, dass ich so vollkommen in deiner Macht bin, dir gehöre. Ich öffne mich noch weiter für dich, und dann spüre ich, wie du dich von mir zurückziehst, dich hinkniest.

Instinktiv weiß ich, was du willst. Sofort bin ich bei dir, mein Unterleib presst sich an das Satinlaken, mit einem Arm stütze ich mich ab und greife mit der anderen Hand nach deinem Schwanz, führe ihn an die Lippen. Mein eigener Geschmack klebt noch daran, aber ich will dich schmecken. Ich nehme deinen Schwanz weit in den Mund, spüre ihn in meiner Kehle. Mein Kopf bewegt sich weich auf und ab, ich atme tief, und jedes Mal, wenn dein Schwanz in mich hineinstößt, rieche ich unsere vermischten Gerüche, meinen und deinen. Gierig verschlinge ich dich.

Dann ziehst du mich weg von deinem Schwanz, und ich keuche, stöhne leise, flüstere: »Bitte ... bitte ... bitte ...«

Doch du fasst mich sanft bei den Schultern, drehst mich um. Wieder weiß ich, was du willst, und ich will es auch, mehr als alles andere. Du bringst mich dazu, mich auf Hände und Knie zu stützen, und ich strecke meinen Hintern so weit wie möglich in die Höhe, biete ihn dir an.

Mit nur einem Stoß dringst du in mich ein, dein Schwanz ist schon ganz glitschig, und meine Muschi ist tropfnass und sehnt sich nach dir. Ich keuche auf, als ich ihn in mir spüre, und dränge mich an dich, will dich noch intensiver spüren. Deine kräftigen Hände ruhen auf meinem Hintern. Meine Hüften kreisen verzweifelt, um dich noch tiefer in mich hineinzubekommen. Ich spüre deine Eichel, prall und fest, so tief in mir, wie es nur geht. Ich stöhne leise, als du dich ein wenig zurückziehst und mich dann zu ficken beginnst.

Ich kann es gar nicht glauben, doch ich komme schon wieder – so schnell, in so kurzem Abstand, zum dritten Mal.

Ohne jede Mühe. Du lehnst dich zurück und hältst still, und ich bewege mich auf dir, stoße deinen Schwanz in meinen Körper, spieße mich selbst damit auf. Keuchend komme ich, Hitzewellen überspülen meinen Körper. Jetzt muss ich mir eingestehen, dass du weißt, wie sehr ich dich will, dass ich meinen Körper nicht daran hindern kann, sich an deinen Schwanz zu drängen. Du scheinst meinen Orgasmus zu spüren und fängst wieder an, mich zu ficken. Diesmal hart und erbarmungslos – jetzt geht es um deinen Orgasmus.

Doch du willst mich noch auf eine weitere, letzte Weise, und ich kann dazu nicht Nein sagen. Als ich spüre, wie deine Eichel aus der Öffnung meiner Muschi herausgleitet, weiß ich, was kommen wird. Und obwohl mich eine leichte Angst durchzuckt, will ich es.

Ich spüre deine Eichel zwischen meinen Pobacken, die du mit den Daumen leicht auseinander schiebst. Du suchst den Hintereingang. Ich halte still und sehne mich danach, trotz meiner Angst. Ich spüre ein paar kühle Spritzer zwischen den Pobacken, spüre, wie du sie mit deiner Eichel auf der kleinen Fläche verreibst. Dann stößt du zu.

Beim ersten Mal keuche ich auf, schaffe es nicht, dich hineinzulassen. Mein nackter Körper erbebt, und du stößt noch einmal zu, sanft, aber entschlossen.

Wieder bleibt die Hintertür unwillig verschlossen. Offenbar teilt sie mein Verlangen nach deinem Schwanz nicht ganz.

Weitere kühle Spritzer, und ich kneife die Augen fest zusammen. Und wieder drängt sich dein Schwanz mit kleinen kreisförmigen Bewegungen an meine Öffnung. Wieder teilt deine pralle Eichel meine Pobacken, und diesmal lässt sie sich nicht aufhalten.

Als dein Schwanz hineingleitet, keuche ich ungläubig auf. Meine Muskeln ziehen sich sofort zusammen, umklammern deinen Schwanz, so fest sie nur können. Du verhältst dich still, umfasst mit festem Griff meine Hüften und ziehst mich weiter nach hinten, näher an dich heran.

Ich akzeptiere alles, ganz egal, was du mit mir machen willst. Meine Lippen öffnen sich zu einem stummen Stöhnen. Du verharrst bewegungslos, und ich spüre, wie meine Muskeln sich noch fester anspannen ... und dann lässt die Spannung plötzlich nach. Deine Hände halten meine Hüften umfasst, und ich verzehre mich vor Verlangen, deinen Schwanz so tief wie nur möglich in mir zu haben. Doch du verhältst dich immer noch still, gibst meinem Körper Zeit, sich an deinen Schwanz, seine Form und seine Größe, zu gewöhnen.

Ich will es. Ich will es so sehr, wie ich nie zuvor etwas gewollt habe.

Ich will dir das geben. Es dir zum Geschenk machen.

Langsam senke ich den Oberkörper, sodass ich mich mit den Schultern abstützen kann. Meine Brüste drücken sich fest an das feuchten Satinlaken. Ich strecke die Hände nach hinten. Meine Fingerspitzen wandern über deinen hin zu meinem Hintern.

Verzweifelt, wie eine flehende Bittstellerin, ziehe ich meine Pobacken so weit wie möglich auseinander.

Deine Finger krallen sich fester in mein Fleisch, erbarmungslos. Du ziehst mich heftig zu dir heran.

Ich schmecke den glatten, salzigen Kissenbezug an meiner Zunge, als du mich nach hinten ziehst, deinen Schwanz in meinen Hintern stößt. Ich halte die Pobacken weit auseinander, als du mich so nimmst. Zitternd, überwältigt von einer plötzlichen Welle der Lust, beiße ich in das Kissen. Ich flüstere: »O ja!«, obwohl ich weiß, dass du mich nicht hören kannst, weil mein Gesicht im Kissen vergraben ist. Mir ist das lieber so, denn ich werde plötzlich rot vor Scham; mein

Gesicht glüht, als ich mir eingestehen muss, wie gut sich das anfühlt. Und wie sehr ich das will.

Du schiebst mich wieder nach vorn, dein Schwanz gleitet mühelos heraus, erst zur Hälfte, dann zu drei Vierteln – und dann ziehst du mich wieder zurück zu dir, und diesmal entlockst du mir ein Stöhnen, ein unkontrollierbares Stöhnen, das ich nicht unterdrücken kann.

So führst du mich durch drei weitere Stöße, und dann gerate ich völlig außer Rand und Band. Meine Hände lösen sich von meinen Pobacken, graben sich fest in das Kissen, zerren daran, während ich gleichzeitig hineinbeiße. Der Kissenbezug reißt mit einem plötzlichen Geräusch, das sich in der Dunkelheit mit meinem Stöhnen mischt. Ich kralle mich fest an das Kopfende des Bettes, denn jetzt muss ich nicht mehr die Pobacken auseinander halten, um dir zu zeigen, wie sehr ich deinen Schwanz will. Das muss ich nicht mehr tun, denn ich stöhne nur noch: »Fick mich … fick mich … fick mich …«, in die staubige Daunenfüllung des Kissens hinein. »Fick mich … fick mich … fick mich …« Wie kleine Schluchzer brechen die Worte aus mir heraus, ich flehe dich an, mich so hart zu nehmen, wie ich es brauche. Dabei bin ich es selbst, es sind meine Hüften, die sich auf dich zu bewegen, meine Hände, die sich ans Kopfende klammern, mein Körper, der sich vor Anstrengung anspannt, während ich versuche, deinen Schwanz immer tiefer in mich hineinzukriegen. Und dann, unter unverhohlenem Schluchzen – ich kann gar nicht glauben, dass das passiert, dass es überhaupt möglich ist –, komme ich, so intensiv, wie ich nie zuvor gekommen bin. Meine Muschi zieht sich leer zusammen, und mein Hintern ist voll von deinen abgehackten Stößen. Die Kontraktionen meiner Muskeln laden dich ein, mich zu ficken. Mich einfach nur zu ficken.

Du drückst mich nach vorn, sodass ich mich nicht mehr auf den Knien halten kann, drückst mich an das Kopfende. Mein Körper ist ganz verdreht, meine Hände krallen sich immer noch in das Kopfende, und meine Brüste drängen sich an das Satinkissen. Du stößt fest zu, presst meinen Unterleib an die Matratze, drückst deine Hüften an meinen Hintern, stößt deinen Schwanz in mich hinein. Der Orgasmus pulsiert noch durch meinen nackten Körper, die Empfindungen überwältigen mich, während du mich in den Hintern fickst. All meine erogenen Zonen sind stimuliert, brennen lichterloh, und du füllst meine intimste Öffnung aus und bringst mich immer weiter zum Orgasmus. Ich schluchze und schreie und stöhne unter deinem erbarmungslosen Körper. Und dann, als ich eigentlich schon nicht mehr kann, weiß ich, dass du jetzt kommen wirst, und ich öffne mich für dich, vergesse meinen eigenen intensiven Höhepunkt, um deinen Schwanz in mir pulsieren zu fühlen. Du stöhnst hinter mir, im Dunkeln, dein Schweiß bedeckt als feiner Film meinen Rücken und meinen Hintern, und du dringst mit drei kurzen, heftigen Stößen in mich ein. Meine empfindlichen Muskeln schließen sich fest um deinen Schwanz, und ich spüre die Hitze, als du dich in mich ergießt.

Sind das Tränen oder Schweißperlen auf meinen Wangen? Mein ganzer Körper ist von Tröpfchen übersät, jeder Zentimeter meiner Haut ist wach und lebendig. Mit einem letzten, unwillkürlichen, heftigen Beben sinkst du auf mich, und mir wird plötzlich furchtbar heiß unter deinem schweren Körper. Von einem Moment auf den anderen bin ich schweißgebadet. Das Satinlaken unter mir wird immer feuchter; jetzt ist es völlig durchnässt, und zwischen meinen Beinen bildet sich ein nasser Fleck, dort, wo meine leere, sehnsüchtige Muschi um deinen Schwanz geweint hat.

Ich spüre deinen heißen Atem an meinem Rücken, meinem Nacken, aber du küsst mich nicht. Du küsst mich nicht auf die Schulter, stehst auch nicht auf, damit ich mich umdrehen kann. Und so kann ich nur bewegungslos daliegen, verletzlich und hilflos unter dir. Und ich will immer noch mehr von dir, ich giere schon wieder nach deinem Schwanz, der erschlaffend aus meinem Hintern gleitet.

Doch als ich spüre, wie dein schwerer Körper sich von mir löst, bin ich besonnen genug, kein Wort zu sagen. Ich bleibe liegen, lausche den Geräuschen, als du dich anziehst, atme tief ein, um die letzten Spuren deines Geruchs aufzusaugen, als würde ich ihn nie wieder riechen dürfen. Mit schweren Schritten gehst du zur Tür. Einen Augenblick lang bleibst du stehen, und ich weiß nicht, ob du dich noch einmal zu mir umdrehst, weil ich die Augen fest geschlossen halte. Aber ich würde gern glauben, dass du es getan hast.

Mit wackligen Knien steige ich aus dem Bett. Auf allen vieren suche ich nach meinem Kleid. Ich finde es unter dem Bett, zerknautscht und verdreht. Ich brauche mehrere Anläufe, bis es mir gelingt, es im Knien über den Kopf zu ziehen. Mein Körper fühlt sich glitschig an. Ich bin schweißgebadet und spüre, wie dein Saft, der sich durch meine Körperwärme verflüssigt hat, langsam an meinen Schenkeln herunterrinnt. Ich bilde mir ein, ein gleichmäßiges Tropfen auf dem Teppichboden zu hören.

Das Seidenkleid gleitet über meinen feuchten Körper, saugt sich mit Schweiß voll, als es mich umhüllt. Ich verzichte auf das Höschen, greife nach meinen Schuhen, ziehe sie, wie störrische kleine Hunde an der Leine, an den Riemchen hinter mir her und krieche zur Tür. Als ich mich aufrichte, wird mir schwindelig. Ich muss mich erst ein paar Minuten an die Tür lehnen, bevor ich die Kraft finde, sie zu öffnen.

Ich drücke die Klinke herunter und blinzele ins Licht. Ich bleibe stehen und drehe mich noch einmal um, um einen letzten Blick auf das Bett zu werfen, das wir vollkommen durcheinander gebracht haben.

Aber ich sehe nichts. Nichts als Dunkelheit.

Ich hole tief Luft. Ich rieche dich, und ich rieche mich selbst. Dein Sperma hat den stärkeren Geruch, aber meine Muschi kämpft in dem kleinen, inzwischen so warmen Raum wacker gegen ihn an. Dein Schweiß und meiner und ein letzter Rest deines Aftershaves, das alles lässt meinen Körper erzittern, und ich spüre die unangenehme Feuchtigkeit hinten an meinen Schenkeln.

Ich schaue in die Dunkelheit und weiß genau, da irgendwo ist das Bett mit seinen durchnässten Laken, seinen zerwühlten Decken und dem Kissenbezug, den ich mit den Zähnen zerrissen habe.

Mit einem dumpfen Geräusch schließe ich die Tür.

Geht aufs Haus

Mit Nadine war ich schon auf der Highschool befreundet, aber im Gegensatz zu den meisten meiner Mitschüler von damals hat sie sich in all den Jahren, die ich sie jetzt kenne, kein bisschen verändert. Die meisten meiner Freunde sind reifer geworden, und das ist ja auch ganz natürlich. Die Zeit bleibt schließlich nicht stehen. Unglücklicherweise scheint mit der zunehmenden Reife auch eine unbeschreibliche Langeweile einherzugehen. Ich erkenne diese witzigen, ausgelassenen Freunde meiner Jugendzeit gar nicht mehr wieder. Sich mit ihnen zum Abendessen oder auf einen Cocktail zu treffen, das betäubt mehr als der stärkste Tranquilizer.

Nadine ist da ganz anders. Sie versucht immer noch, an ihre Grenzen zu gehen, genau wie damals in der zehnten Klasse. Ein gemütlicher Abend ist ihr nie genug, und ich finde das ebenso erschreckend wie aufregend. Es ist immer ein Abenteuer, mit ihr um die Häuser zu ziehen. Manchmal haben wir richtig viel Spaß. Dann denken wir uns falsche Namen aus, legen uns ein anderes Leben zu und erzählen es fremden Leuten. Wir gehen tanzen, in Klubs, wo uns keiner kennt, und manchmal machen wir sogar bei einem Amateur-Striptease mit. Von Zeit zu Zeit mache ich ganz gern verrückte Sachen mit ihr. Schließlich muss sich jeder mal austoben. Aber manchmal stoße ich an meine Grenzen, während sie weitermacht. Immer weiter. Dann ist sie allein, auch wenn wir zusammen unterwegs sind.

Heute hat sie den durchgeknallten Plan, dass wir irgendwelche Männer dazu kriegen sollen, unsere Drinks zu bezahlen. Sie hat sich für diesen Abend das Ziel gesetzt, kein Geld auszugeben, aber trotzdem gut abgefüllt nach Hause zu gehen. Ich will mich nicht darauf einlassen. Es ist so berechnend, dass es mir keinen Spaß macht. Ein Mann soll selbst entscheiden, ob er mich auf einen Drink einladen will. Ich verführe doch niemanden für einen Cosmopolitan. Dafür bin ich mir zu wertvoll. Trotzdem schaue ich zu, wie meine hübsche Freundin zu Hochform aufläuft und ihre Augen unter den klimpernden Wimpern auf vier ausgelassene Typen in unserer Nähe richtet, Studenten wahrscheinlich. Was hat sie vor? Will sie alle vier flachlegen für ein Bier?

Als sie versucht, die Jungs zu einer neuen Runde Drinks zu überreden, fragen die sie freundlich, ob sie denn zahlt. Da stolziert sie beleidigt davon, sichtlich verärgert über das schallende Gelächter in ihrem Rücken. Im selben Moment steht plötzlich, wie von Zauberhand, ein goldener Tequila vor mir auf der Theke.

»Das habe ich aber nicht bestellt«, sage ich zu dir.

»Geht aufs Haus«, erwiderst du, ein Lächeln in deinen dunklen Augen.

»Aber ich wollte doch nicht …«

»… mitspielen«, beendest du den Satz. »Ich weiß. Ich hab gehört, wie du dich mit deiner Freundin unterhalten hast.«

Ich ziehe die Augenbrauen hoch, aber du reagierst nur mit einem Achselzucken.

»Als Barkeeper ist man eben zum Lauschen geboren. Ich hab mir ihren Plan angehört und dann von hier aus zugeschaut, wie sie sich zum Narren macht. Geldgeile Mädchen wie sie sehe ich hier jeden Abend. Du hast so was nicht nötig, deshalb wollte ich dich auf einen Drink einladen.«

»Einladen …«, wiederhole ich, und jetzt flirte ich doch tatsächlich mit dir, weil es mir gefällt, wie du mich anschaust. Unter deinem Blick fühle ich mich wie ein Teenager, werde ein bisschen albern und habe immer mehr Spaß daran, hier zu sitzen. Nadine hatte genau das vor, aber sie hat es zu sehr darauf angelegt, und nun ist sie allein. Aus dem Augenwinkel sehe ich sie. Sie lehnt an der Musikbox, tut so, als würde sie einen Song auswählen, und versucht doch eigentlich nur, ihren Körper möglichst vorteilhaft zu präsentieren. Sie posiert vor einem imaginären Publikum, das merke ich an ihrer Haltung, daran, wie sie ihr Haar schüttelt.

»Gut, ich bezahle natürlich nicht direkt dafür«, sagst du. »Das ist Teil meiner Vergünstigungen. Aber ich kann mir immerhin aussuchen, wem ich meine Freigetränke zukommen lasse.«

Jetzt rechne ich eigentlich damit, dass du dich mir ein bisschen näherst. Als ich mein Glas hebe, greifst du nach der glänzenden Zitronenscheibe und dem gläsernen Salzstreuer. Du träufelst den Zitronensaft auf deinen Handrücken und lässt das schneeweiße Salz daraufrieseln. Dann wartest du ab, wie ich reagieren werde. Ich lese die stumme Herausforderung in deinen dunklen Augen, und nehme sie an. Ich tue sogar noch mehr als das. Ich leere das Glas in einem Zug, beuge mich vor und lecke deinen Handrücken ab, und dann beuge ich mich noch weiter vor und drücke meine Lippen auf deine.

Nadine, die gerade rechtzeitig aus ihrer Schmollecke bei der Musikbox zurückkommt, um zu sehen, wie ich einen Fremden küsse, ist völlig verblüfft. Und da sie nicht auf den Mund gefallen ist, trifft sie den Nagel mit nur einem Satz auf den Kopf: »Soso, du leckst also neuerdings am Barkeeper?«, sagt sie spöttisch. »Das ist natürlich eine todsichere Methode, um einen Gratisdrink zu kriegen.«

»Der ist nicht gratis«, erkläre ich und schaue sie aus zusammengekniffenen Augen an. »Wir haben einen Deal ...«

Du betrachtest Nadine kopfschüttelnd, und ich merke, dass du jetzt noch weniger von ihr hältst als am Anfang. Dann zuckst du die Achseln, und ich sehe, wie du deiner hübschen, blonden Kollegin etwas zuflüsterst und mir dann ein Zeichen machst, dir ins Hinterzimmer zu folgen, hinter die Kulissen dieser hippen Bar. Nadine sagt: »Hey ...« Als ob mich das auf meinem Barhocker halten könnte.

Diesmal zucke ich mit den Achseln, dann gleite ich von dem Hocker herunter und gehe hinter dir durch die Schwingtür nach hinten. Doch wir bleiben nicht in dem Lagerraum voller Vorratskisten. Wir gehen weiter, die Treppe hinauf, die aufs Dach führt. Nun sind wir ganz oben, auf dem Dach des »Hauses«, und ich sinke in deine Arme und störe mich gar nicht daran, dass ich nicht einmal deinen Namen weiß. Mich interessieren nur deine starken Arme, die sich fest um mich schließen und mich hochheben, und dein Körper, der sich warm und hart an meinen drängt.

Von der Dachterrasse dieser Bar in Santa Monica hören wir das Meer rauschen und spüren die frische, salzige Luft. Der Duft lässt mich daran denken, wie ich das Salz von deiner Haut geleckt habe, und das erregt mich noch mehr. Auf der Straße unter uns fahren unentwegt Autos vorbei, auf der Suche nach einem Parkplatz. Es ist eine noble Gegend, und die Leute wollen in die vielen In-Lokale.

Ich aber will nur noch fester von deinen Armen umschlossen werden. Ich will nur deine Haut an meiner spüren. Nadine hatte Pläne für den Abend, ich hatte keine, bis ich dir begegnet bin. Glücklicherweise scheinst du ähnliche Pläne wie ich zu haben. Du weißt, was du willst, und übernimmst die Führung. Du hebst mich hoch und hältst mich fest. Dann stellst du mich kurz wieder auf die Füße, um deine Hand unter meinen kurzen, spitzenbesetzten Rock zu schieben und mit den Fingern über das Bündchen meines blassblauen Satinhöschens zu streicheln. Ein ganz besonders hübsches Höschen: unschuldig himmelblau, mit der gleichen Spitze besetzt wie mein Rocksaum. Du streifst das Höschen mit einer raschen Bewegung nach unten, und ich ziehe es ganz aus und warte dann ab, was du als Nächstes tun wirst.

Ohne ein weiteres Wort drückst du meinen Oberkörper auf das Geländer der Dachterrasse. Ich halte einen Augenblick den Atem an, rechne damit, gleich zum ersten Mal deinen Schwanz in mir zu spüren. Doch du hast es nicht eilig. Du kniest dich in den Kies und näherst deinen Mund der Spalte in meinem Körper. Von hinten leckst du mich zwischen den Beinen, und ich keuche auf. Du könntest mich zum Orgasmus bringen, nur mit ein paar kreisenden Bewegungen deiner Zunge. So sehr erregt es mich, hier oben zu sein, so etwas Ungewöhnliches zu tun, ein anständiges Mädchen wie ich.

Doch du willst mich nicht nur mit dem Mund zum Orgasmus bringen. Erst willst du mich noch reiten, und so richtest du dich wieder auf und dringst von hinten in mich ein. Ich blicke auf die geschäftige Stadt hinunter und spüre dabei, wie sich dein Körper an meinem bewegt. Ich kann mich nicht erinnern, beim Sex je so entspannt gewesen zu sein. Eine wunderbare Ruhe senkt sich über mich, als ich die Menschen betrachte, die da unten herumlaufen, und das Meer, das zwischen den beiden großen Gebäuden gegenüber hindurchschimmert. Das schwarze Wasser glänzt silbern im Mondlicht. Während ich diese unglaubliche Aussicht betrachte, erwachen deine Finger zum Leben. Du streichst über meine Taille bis hinauf zu den Brüsten und reibst meine Brustwarzen durch den dünnen Stoff der halb transparenten Bluse hindurch. Dann wandert deine Hand zurück nach unten und schiebt meinen Rock auch vorne hoch. Du willst meine Muschi berühren, während du mich vögelst, und ich winde mich in deinen Armen, um die beste Stellung dafür zu finden. Ich will deine starken Finger an meinem Kitzler spüren, will, dass du mich öffnest, weit öffnest und mich zum Höhepunkt bringst.

Wir sind im absoluten Einklang beim Vögeln. Keiner von uns sagt ein Wort, und das ist gut so. Wir müssen nicht reden. Ich brauche nichts weiter als deine stahlharte Rute in mir, die Aussicht vor mir und deine Finger, die sanft an meinem Kitzler spielen. Einen Augenblick lang schließe ich die Augen, weil die Lust mich überwältigt. Als ich sie wieder öffne, sehe ich Nadine dort unten, die mit einem Fremden auf ein Auto zugeht. Sie schaut nicht hoch, rechnet nicht eine Sekunde damit, dass ich dort oben sein und es mit dir treiben könnte.

Du siehst sie auch, das weiß ich, und gemeinsam beobachten wir, wie sie mit einem der vier Studenten aus der Bar auf den Rücksitz des Wagens steigt.

»Jetzt bläst sie ihm einen, für einen Drink«, murmelst du, als ich komme.

»Und meiner geht aufs Haus«, sage ich lachend und bewege mich in deinen Armen im Rhythmus der wogenden Wellen.

Zehn Minuten zu spät

Das Klingeln des Telefons reißt mich aus dem Schlaf, morgens um 1 Uhr 33. Ich taste nach dem Hörer und stoße dabei einen Stapel Bücher vom Nachttisch. Im Dämmerzustand zwischen Schlafen und Wachsein finde ich das Telefon schließlich unter einem T-Shirt der 49ers; ich murmele etwas in den Hörer, das fast wie »Hallo?« klingt.

»Ich weiß, was du willst.« Als ich dein Flüstern höre, im Dunkeln, durchs Telefon, bin ich schlagartig hellwach. Doch ich antworte nicht. Ich weiß genau, wenn ich mich ruhig verhalte, wirst du weiterreden. »Ich weiß, was du brauchst.« Die Intensität deiner tiefen Stimme lässt mich erzittern. Ich umklammere den Hörer so fest, dass ich fast einen Krampf in der Hand bekomme. »Du bist doch so ein unartiges Mädchen.«

Ich kann nicht antworten. Noch nicht. Doch meine stoßweisen, angsterfüllten Atemzüge zeigen dir, dass ich dich verstehe.

»Komm in zwanzig Minuten vorbei«, sagst du. »Zieh ein Kleid an, kein Höschen, binde dein Haar zum Pferdeschwanz und sei ganz natürlich. Kein Make-up. Klar?«

Ich nicke, obwohl ich weiß, dass du mich nicht sehen kannst, und stoße mit erstickter Stimme hervor: »Okay, ich komme.«

»Schön.«

Ich lege auf und werfe einen Blick auf den Digitalwecker auf dem Nachttisch. 1 Uhr 35. Ich stehe auf, schalte das Licht an, stelle mich nackt vor den Spiegel in der Tür meines Kleiderschranks und betrachte mich prüfend. Ich lasse meine Fingerspitzen leicht über meinen schmalen Körper gleiten, lege die Hände um meine kleinen, festen Brüste, umfasse meine Taille. Nach kurzer Zeit trete ich noch näher an mein Spiegelbild heran, streiche mein weißblondes Haar zurück und betrachte mich selbst mit dem kritischen Blick eines Jurymitglieds bei einem Schönheitswettbewerb: hohe Wangenknochen, große grüne Augen, volle Lippen.

Ich höre deine Stimme in meinem Kopf, wie sie mir Komplimente macht, drehe mich vor dem Spiegel um und werfe dann einen Blick über die Schulter, um mich von hinten zu betrachten. Ein zufriedenes Lächeln spielt um meine Lippen. Ich habe schmale Hüften, aber einen ansehnlichen, runden Hintern.

Ich stelle mir vor, wie du meine Kurven bewunderst, die Umrisse meiner Muskeln, die klaren Linien der Knochen unter meiner Haut. Als ich mich so mit deinen Augen sehe, hebe ich die rechte Hand, versetze mir selbst einen festen Schlag und schaue gebannt zu, wie sich der dunkelrot umrandete Abdruck meiner Hand wie ein Brandzeichen auf meinem Hintern abmalt.

Zehn Minuten zu spät, das bedeutet zehn Schläge.

Ich öffne den Schrank und studiere kurz meine Garderobe. Dann entscheide ich mich für ein adrettes, hellblaues Sommerkleid mit Spitzenkragen. Eine Bibliothekarin würde sich sicher sehr wohl fühlen in diesem Kleid; es stammt aus der Zeit, als ich noch eine andere Frau war. Der strenge Schnitt macht es besonders sexy, dass ich keine Wäsche darunter trage, und die Farbe des Kleides bringt ein Leuchten in meine Augen, eine Art Fieberglanz.

Ich stecke meine silbrige Mähne zu einem lockeren Knoten und befestige das Ganze mit einer Schildpatt-Haarspange. Dann greife ich nach Portmonee und Autoschlüsseln, mache das Licht aus und gehe rasch zur Tür.

Ich male mir aus, wie du auf mich wartest. Du sitzt entspannt auf deiner abgewetzten Ledercouch und schaust dir einen alten Humphrey-Bogart-Film im Fernsehen an. Von Zeit zu Zeit schaust du auf die Uhr, um zu sehen, wie lange es noch dauern wird. Dann blickst du wieder auf den Bildschirm, siehst, wie sich Bogey eine Zigarette anzündet, und schaust dann erneut auf die Uhr.

Für mich ist es ein Leichtes, mir all deine Bewegungen vorzustellen. Um 1 Uhr 59 wirst du merken, dass ich mit dir spiele. Du streichst dir mit einer Hand über die Bartstoppeln, die jetzt schon wieder sichtbar sind, obwohl du dich erst nach der Arbeit rasiert hast. Du stellst dir vor, wie sich deine Stoppeln an meiner Haut anfühlen werden, wenn du mich küsst.

2 Uhr 02. Das werde ich büßen müssen, und diese Vorstellung macht deinen Schwanz unglaublich steif. Wir wissen beide, dass die Fahrt von mir zu dir zehn Minuten dauert. Und doch bin ich jetzt schon ganze sieben Minuten zu spät. Du wirst mich sofort übers Knie legen, sobald ich einen Fuß durch die Tür setze. Das weiß ich. Das weiß ich nur zu gut. Du wirst mir eine ordentliche Tracht Prügel versetzen, sodass mein süßer Hintern brennt und meine Muschi ganz heiß wird.

2 Uhr 04. Jetzt stelle ich dich auf die Probe.

Und das wissen wir beide.

Ich sitze in meinem Wagen, eine Straße von deiner Wohnung entfernt, und betrachte die Zahlen auf der Uhr am Armaturenbrett. Ich weiß, du wirst so wütend sein, dass du mir genau das geben wirst, was ich brauche, wie du es mir am Telefon versprochen hast. Strafe. Ich rutsche auf meinem Schalensitz herum. Meine Erregung wächst, und ich spüre die Feuchtigkeit besonders stark, weil ich kein Höschen trage.

Zehn Minuten zu spät, das bedeutet zehn Schläge.

Vielleicht wirst du ja deinen Gürtel benutzen. Gott, ich will es so sehr, will bestraft werden, will überwältigt werden. Mein Herz schlägt wie wild, als ich schließlich den Motor anlasse und die Straße entlangfahre, in deine Einfahrt einbiege und dort halte. Dann steige ich bebend aus dem Auto und gehe hinauf zu deiner Wohnung. Ich habe noch nicht mal an die Tür geklopft, da öffnest du sie schon, packst mich am Oberarm und zerrst mich ins Zimmer.

»Du unartiges Mädchen«, sagst du. Ich höre ein Lächeln in deiner Stimme, doch das macht dich nicht weniger streng. Heute wirkst du sogar ganz besonders gebieterisch. Du hast dein dichtes schwarzes Haar aus der Stirn gekämmt, und deine sonst so sanften braunen Augen mustern mich kalt. »Jetzt kannst du was erleben«, zischst du und fasst mich noch härter an. »Jetzt hast du dir eine ordentliche Tracht Prügel verdient.«

In meinen Ohren klingt das viel mehr wie ein erotisches Versprechen als wie eine Drohung. Und doch weiß ich, dass ich nichts sagen darf, und so erwarte ich schweigend deine Befehle. Wirst du es auf dem Sofa mit mir machen oder mich ins Schlafzimmer führen?

»Leg deine Hände flach an die Wand«, sagst du. Damit überraschst du mich. Ich drehe dir den Rücken zu und lege meine Handflächen an die glatte, kühle Wand, stütze mich dort ab. Du platzierst entschlossen eine Hand unten an meinem Rücken, sodass ich mich nach vorn beugen und dir meinen Hintern wie ein wundervolles Geschenk darbieten muss. Dann schiebst du langsam mein Kleid nach oben, ziehst den Stoff an meinen Schenkeln entlang, lässt dir Zeit damit, meinen Körper zu enthüllen. Du hältst das Kleid oberhalb meiner Taille zusammen, sodass der blaue Seidenstoff zu beiden Seiten an mir herunterfällt, mich einrahmt.

»Zehn Minuten zu spät«, sagst du leise, ganz nah an meinem Ohr.

Ich nicke.

»Zehn.«

Ich nicke noch einmal.

»Beug dich weiter vor.«

Ich lasse meine Hände an der Wand nach unten gleiten, recke meinen Hintern noch weiter für dich empor und fühle mich auf wunderbare Weise entblößt. Du sinkst hinter mir auf die Knie und vergräbst dein Gesicht in der Spalte zwischen meinen Beinen, saugst meinen berauschenden Duft ein. Von hinten hältst du mich geöffnet und leckst jeden Tropfen meines Nektars, der bereits die Innenseite meiner Schenkel feucht werden lässt.

Mit dem Daumen öffnest du die Lippen meiner Muschi noch weiter, und dann stößt du, ohne Vorwarnung, deine Zunge ganz tief in mich hinein, sodass ich stöhne und mich aufbäume. Du vollführst unheilvolle, kreisende Bewegungen mit deiner Zunge, ziehst sie dann zurück und steckst zwei Finger in mich hinein. Meine Muskeln ziehen sich zusammen, und du merkst, dass ich schon fast so weit bin. Doch bevor ich den Höhepunkt erreiche, ziehst du die Finger zurück und richtest dich auf. Sanft nimmst du meine Hand und legst sie dahin, wo sie mir die größte Lust bereiten kann.

»Fass dich an«, befiehlst du. »So, wie du es machst, wenn

du allein im Bett liegst und daran denkst, was ich alles mit dir tun soll. Daran, was ich dir antun soll.«

Ich werde rot, weil du mich durchschaut hast. Doch ich gehorche, liebkose mich selbst, lasse meine Finger um und über meine pulsierende Klitoris gleiten.

»Ich will, dass du dich weiter anfasst, während ich dich bestrafe«, sagst du. »Verstanden?«

Ich nicke.

»Ich hab nichts gehört.«

»Jawohl, Sir.«

»Schon besser.«

Du ziehst deinen Gürtel aus den Schlaufen deiner Jeans und lässt dabei kein Auge von mir, während ich mit den Hüften kreise und den Rhythmus übernehme, den du mir mit deiner Zunge und deinen Fingern vorgegeben hast. Du holst tief Luft, als du mich so anschaust. Es ist, als wäre ich deine ganz persönliche Peep-Show – das spüre ich. Ich gebe eine Vorstellung für dich, und das macht dich heiß. Mein Kopf sinkt nach vorn, und ich schließe die Augen. Ich keuche bereits, meine Finger bewegen sich schneller, immer schneller und noch schneller, meine Hüften kreisen vor und zurück, mein Kopf sinkt noch weiter nach vorn, meine Rückenmuskulatur spannt sich, mein ganzer Körper steht kurz vor dem Höhepunkt.

Einen Augenblick lang wirst du nachgiebig, drückst dich an mich, sodass ich deinen steifen Schwanz an meinem Hintern spüre. Aber dann ziehst du dich wieder von mir zurück. Schließlich haben wir noch etwas zu erledigen.

Zehn Minuten, das heißt zehn Schläge.

Du legst den schweren Ledergürtel in der Hand zusammen und trittst ein bisschen von mir zurück, um dir genug Platz zu verschaffen. Nach kurzem Zögern befiehlst du mir, das

Kleid ganz auszuziehen. Ich tue, was du sagst, halte nur kurz inne, um dich zu küssen, und nehme dann wieder die vorgeschriebene Stellung ein.

Ich muss dich nur küssen, und schon will ich mehr, will dich in meinem Mund haben, spüren, wie sich meine Lippen um deinen pulsierenden Schwanz schließen, an dir saugen, dich verschlingen. Aus dir trinken.

»Zehn«, wiederholst du, und ich trete unruhig von einem Fuß auf den anderen. Die Erwartung pulsiert in mir. Und dann geht es los, du holst aus und schlägst zu, ein-, zwei-, dreimal. Ich senke den Kopf bis auf die Brust, doch ich gebe keinen Laut von mir und höre auch nicht auf, mich selbst zu liebkosen. Im Geiste nehme ich wieder deine Stimme wahr, die am Telefon gesagt hat: »Ich weiß, was du willst. Ich weiß, was du brauchst.«

Vier. Fünf. Sechs.

Sieben. Acht. Neun.

Jetzt erlaube ich mir ein tiefes Stöhnen. Die Tränen laufen mir in Strömen über die Wangen, und obwohl du sie nicht siehst, bin ich doch sicher, dass du weißt, dass ich weine, dass ich still geweint habe, seit du mir befohlen hast, das Kleid auszuziehen. Du weißt alles, was es über mich nur zu wissen gibt.

Das war schon immer so.

»Die Leute denken, du bist ein braves Mädchen«, sagst du leise und streichst mit einer Hand über meinen brennenden Hintern. »Aber wir beide wissen, wie du wirklich bist.«

Zehn.

Jetzt erbarmst du dich meiner. Du machst deine Hose auf und befreist deinen Schwanz daraus. Ich spüre, wie erregt du bist, denn auch ich weiß alles über dich. Ohne ein weiteres Wort fasst du mich um die Taille und ziehst mich zu dir hin, zwingst deinen Schwanz mit einem einzigen, kraftvollen Stoß ganz in mich hinein. Ich komme fast im selben Moment, als du in mich eindringst, und ich komme immer weiter, während du in mich hineinstößt. Ich beuge mich wieder nach vorn, die Hände an der Wand, und du hältst meine Hüften umklammert und fickst mich mit aller Macht. Es ist fast so, als würdest du mich immer noch züchtigen und jetzt deinen Schwanz als Rute verwenden, um mich noch intensiver bestrafen zu können.

Ich weine und lache zugleich, verliere mich in dem Gefühl, wie schön das ist, wie ganz ich mich fühle, wenn du in mir bist. Du hältst mich noch fester auf dem letzten Teil dieses wilden Ritts, stößt in mich hinein, ziehst mich hart zu dir heran. Und dann hebst du mich ganz auf dich und küsst mich, deine Lippen gleiten über den weichen Flaum meines Nackens. Dein Orgasmus besteht aus einer Folge von erschütternden Explosionen, und anschließend hältst du mich weiter fest, bleibst in mir und trägst mich zur Couch hinüber. Wir lassen uns darauf sinken, verschwitzt, erschöpft und befriedigt.

»Du gibst mir, was ich brauche«, flüstere ich.

»Ich gebe dir, was du verdienst«, erwiderst du, und ich nicke nur zur Antwort, weil ich nach all dem keine Worte finde.

So tun, als ob

Du schläfst schon, als ich nach Hause komme. Ich bin wahnsinnig geil, aber ich nehme mir vor, dich jetzt nicht zu wecken. Das wäre irgendwie rücksichtslos. Ich ziehe mich aus und merke, dass meine Kleider feucht vom Schweiß sind. Mein Höschen ist richtig durchgeweicht. Seit das Radio kaputt ist, erregt mich die lange Heimfahrt immer ganz unglaublich. Nichts lenkt mich ab, und mir bleibt nichts anderes übrig, als an Sex zu denken und an dich. An dich und deinen Schwanz.

Ich hole den burgunderroten Satinpyjama hervor, den ich im Bett so gern trage. Ich ziehe ihn an, und der glatte Stoff jagt mir Schauer über den Körper; ich spüre ihn weich an meinen Brustwarzen, meinem Hintern, meinen Schenkeln. Gähnend nähere ich mich dem Bett. Da sehe ich die Leuchte der Heizdecke. Mist. Immer nimmst du dieses Ding mit ins Bett. Normalerweise ziehe ich dir die Bettdecke weg und biete dir stattdessen die Wärme meines Körpers an – heißblütig, wie ich bin. Ich schmiege mich an dich, du hast es die ganze Nacht mollig warm – und ich kühle mich an deinem Körper ab. Ein Liebhaber mit einem schwankenden Temperaturhaushalt hat durchaus seine Vorteile. Aber wenn du allein ins Bett gehst, ziehst du dir die blöde Heizdecke bis unters Kinn hinauf.

Normalerweise schlafe ich im Pyjama. Du schläfst lieber

nackt, aber ich mag das nicht. Ich bin nicht gern nackt, außer beim Vögeln. Aber wenn du da mit der Heizdecke liegst, komme ich ganz bestimmt nicht im Pyjama ins Bett – sonst wache ich in einer Stunde auf, und der Satinstoff ist völlig durchgeweicht.

Ich ziehe den Pyjama aus, schalte die Heizdecke ab und krieche ins Bett. Es ist glühend heiß darin. Ich versuche, so weit wie möglich von dir wegzurutschen, um der Hitze deines Körpers zu entkommen. Aber du liegst wie immer weit in der Mitte, fast schon auf meiner Seite. Also gebe ich schließlich auf und schmiege mich an dich, fühle deinen nackten Körper an meinem.

Da spüre ich etwas an meinem Arm. Ich hätte wirklich nicht von selbst danach gegriffen, aber er hat mich gestreift. Da kann ich doch nicht anders.

Dein Schwanz ist ganz steif.

Ich sage leise deinen Namen, frage, ob du wach bist.

Doch du gibst keinen Ton von dir.

Ich weiß ja, bei euch Männern ist das so. Ihr bekommt nachts eben häufig einen Steifen. Wie oft bin ich schon aufgewacht, weil dein harter Schwanz sich an meinen Hintern gedrückt hat. Dann dachte ich, du hättest Lust, dabei hast du einfach nur von Eiscreme oder so was geträumt. Normalerweise beachte ich deine nächtliche Erregung nicht weiter. Aber jetzt, nachdem ich die ganze lange Fahrt über davon geträumt habe, diesen Schwanz in der Hand zu halten, setzt mich die Berührung sofort in Brand.

Ich bin schon jetzt ganz verschwitzt. Aber ich will nicht riskieren, dass du hochschreckst und aufwachst, also trotze ich der drückenden Hitze und krieche ganz unter die Decke.

Es fühlt sich so gut an, deinen Schwanz in den Mund zu nehmen.

Gierig fange ich an, daran zu lutschen. Es ist mir jetzt ganz egal, ob du aufwachst; ich will einfach nur deinen Schwanz, deinen Saft. Ich spüre, dass meine Muschi feucht wird, durch den Geschmack deiner Haut und des winzigen Lusttropfens, der aus dir heraus in meinen Mund rinnt. Ich strecke die Arme aus, lasse meine Hände über deine Brust gleiten, spüre deine Brustwarzen, die durch die Wärme ganz weich und klein sind. Ich nehme deinen Schwanz ganz in den Mund, und eigentlich rechne ich damit, dass du jetzt doch aufwachst.

Aber du wachst nicht auf, und jedes Mal, wenn ich deinen Schwanz in mich hineinsauge, jedes Mal, wenn ich mit der Zunge darüber lecke, spüre ich, wie das Pulsieren in meiner Muschi stärker wird.

Ich muss dich einfach haben.

Vorsichtig gleite ich auf deinen Körper, spreize die Beine über deinen Hüften. Du bist jetzt richtig steif, und dein Schwanz ist glitschig von meinem Mund. Schweiß tropft von meinem Körper auf dich herunter. Normalerweise will ich nur in einer Ecke liegen und jammern, wenn mir so heiß ist. Aber heute Nacht muss ich vögeln. Und da ich ja auch sonst im Bett nur nackt bin, wenn ich vögeln will, kann ich mich jetzt beim besten Willen nicht beherrschen.

Ich lasse meine Möse über deinen Schwanz gleiten, schiebe die Eichel in mich hinein. Dann drücke ich mich nach unten und stöhne leise auf, als ich dich ganz in mich aufnehme. Es fühlt sich unglaublich gut an.

Ich fange an, dich zu vögeln. Ich weiß wirklich nicht, ob du noch schläfst, und es ist mir auch egal. Ich will dich einfach nur vögeln, bis ich zum Orgasmus komme. Ich bewege mich auf und ab und spüre, wie dein Schwanz genau den richtigen Punkt berührt. Dann fasse ich nach unten, zwischen uns, und fange an, meinen Kitzler zu streicheln.

Ich sage noch einmal deinen Namen, gewissermaßen aus Höflichkeit. Aber du reagierst nicht; vielleicht schläfst du ja tatsächlich noch. Du hattest schon immer einen außergewöhnlich tiefen Schlaf.

Ich vögele dich lange, genüsslich, koste es aus, wie meine Muschi über deinen Schwanz gleitet. Ich küsse dich auf die Brust, atme tief deinen Duft ein und will dich nur noch mehr. Es erregt mich, meinen nackten Körper an deinem zu spüren, und eigentlich will ich mich heftiger, schneller bewegen. Aber ich lasse es langsam angehen, weil ich dich nicht aufwecken und mir außerdem so viel Zeit wie möglich lassen will, bis ich komme. Ich möchte dieses langsame, genüssliche Vögeln genießen und mich nur nach und nach dem Höhepunkt nähern.

Aber dann kommt der Höhepunkt doch ganz schnell, überfällt mich fast unerwartet, durch die Hitze und unsere nackten Körper. Ich winde mich auf dir, bäume mich auf, als ich komme, und meine Muschi schließt sich rhythmisch und fordernd um deinen Schwanz.

Beim Orgasmus rufe ich noch einmal deinen Namen, aber du reagierst nicht. Schläfst du wirklich immer noch?

Dann spüre ich, wie du dich aufrichtest, als würdest du jetzt doch aus dem Schlaf hochschrecken. Oder etwa nicht? Du legst deine Arme um mich und drehst mich mühelos um, und dein Schwanz bleibt dabei in meiner Muschi. Dann schiebst du mich nach hinten, sodass die Decke zu Boden fällt. Unsere Stellung hat sich jetzt genau umgekehrt: Ich liege auf dem Rücken, und mein Kopf hängt über dem Fußende des Bettes. Dann fängst du an, mich zu ficken. Heftig, erbarmungslos.

Ich hätte nicht gedacht, dass ich noch einmal komme, nicht so schnell. Aber die Überraschung darüber, dass du mich auf diese Weise nimmst, während ich doch dachte, dass du schläfst, dass ich dich einfach nur zu meiner eigenen Lust ausnutze – die überrumpelt mich völlig. Und ich komme, komme heftig und stöhne laut dabei, ganz gegen meinen Willen. Und du stößt in mich hinein, fickst mich wild und siehst mich dabei mit weit offenen Augen an.

Dann spüre ich, wie deine Stöße schneller werden und du dich deinem Höhepunkt näherst. Dein Orgasmus ist laut, du schreist aus voller Kehle, als wolltest du die Nachbarn aufwecken. Ich spüre dein Sperma feucht in meiner Muschi, spüre, wie deine Stöße noch heftiger werden und dann nachlassen, als du fertig bist. Du wirst wieder ganz schlaff, gleitest von mir herunter und bleibst dann auf der Seite liegen, ganz eng an meinen Körper geschmiegt. Deine Augen haben sich wieder geschlossen. Dein Atem geht gleichmäßig.

Ich sage deinen Namen.

Du reagierst nicht.

Schläfst du?

Vielleicht täusche ich mich ja, aber ich bilde mir ein, dass die winzigste Andeutung eines Lächelns um deine Mundwinkel spielt.

Vielleicht tust du ja auch nur so, als ob.

Ich erwidere dein Lächeln und greife nach deinem Schwanz, der ganz nass ist von meiner Muschi und weich. Aus der Eichel rinnt noch ein wenig Flüssigkeit. Ich nehme ihn in die Hand.

»Süße Träume«, flüstere ich und gleite nach unten, um daran zu lecken.

Erste Reihe, Mitte

Natürlich hatte ich schon Geschichten von Studentinnen gehört, die ihren Professor verführten. Solche Storys kennt schließlich jeder. Das ist ja schon fast eines dieser Großstadtmärchen: langbeinige, rothaarige Studentinnen, die entschlossenen Schrittes durch die Gänge des Anglistikinstituts stolzieren, auf der Suche nach einem Dozenten, der ihnen für entsprechende Gegenleistungen eine Eins gibt.

Ehrlich gesagt hielt ich das bisher immer für Blödsinn. Selbst wenn an den Geschichten etwas Wahres sein sollte, war ich überzeugt, dass mit einer Frau etwas nicht stimmen kann, die sich zu so etwas herablässt, um einen besseren Notendurchschnitt zu bekommen. Auf der Highschool mag es Leute geben, die sich durchmogeln, weil der Stoff so langweilig ist. Aber am College sollte man sich doch wie ein halbwegs erwachsener Mensch benehmen. Schließlich macht man beim Mogeln zuallererst sich selbst etwas vor. Das mag ziemlich albern klingen, aber so dachte ich damals. Und dann bin ich dir begegnet.

Ich gebe ja zu, ich hatte mir schon vor der ersten Vorlesung ein paar Gedanken an dich erlaubt. Du hattest aber auch einiges Aufsehen erregt. Ich hatte schon viel von dir gehört, bevor ich dich zum ersten Mal sah.

»Hast du schon den neuen Shakespeare-Prof gesehen?«,

hörte ich eine Kommilitonin draußen auf dem Gang ihrer Freundin zuflüstern.

»Und ob«, erwiderte die. »Der bringt selbst mich dazu, bei einer Vorlesung um acht schon aufzupassen.«

Um allen Spekulationen zuvorzukommen, sollte ich vielleicht noch sagen, dass ich eine Einser-Kandidatin bin. Ich habe es nicht nötig, mit irgendwem zu vögeln, um meinen Notendurchschnitt zu halten. Das war auch nie meine Absicht. Aber ich habe natürlich trotzdem ein schlechtes Gewissen. Die Vorschriften sind sehr streng an unserem College: Dozenten und Studenten ist es verboten, freundschaftliche Kontakte miteinander zu pflegen. Was letztendlich nur heißt: Lass dich nicht mit Studentinnen ein. Niemals. Nicht mal, wenn sie so hübsch sind wie ich.

Außerdem sollte ich sagen, dass ich mich normalerweise an die Regeln halte. Ich gehe nicht bei Rot über die Straße. Ich habe noch nie etwas in einem Laden geklaut. Noch nicht mal eine Traube am Obststand. Ich bin grundehrlich. Und bisher habe ich mir darüber auch noch nie Gedanken gemacht. Ich war einfach so. Bis ... ja, bis du den Shakespeare-Lehrstuhl übernommen hast. Bis ich in deiner Vorlesung saß und dich in Aktion erlebte. Du konntest so mühelos in die Rolle des Hamlet, Macbeth oder Jago schlüpfen wie ein Schauspieler der Royal Shakespeare Company. Du hast uns fasziniert. Du hast keine traditionelle Vorlesung gehalten, aber wir haben trotzdem von dir gelernt. Fünfhundert Studenten saßen anderthalb Stunden lang in gebanntem, ehrfurchtsvollem Schweigen da.

Dienstags und donnerstags war ich immer schon sehr früh auf dem Campus. Ich achtete darauf, in deiner Vorlesung immer auf demselben Platz zu sitzen, in der Mitte der ersten Reihe. Doch trotz meiner Bemühungen hast du mich nie recht zur Kenntnis genommen. Meine Arbeiten bekam ich, wie immer, mit Einsern zurück, aber ohne jeden Kommentar. Und doch glaubte ich manchmal ein Leuchten in deinen Augen zu sehen, wenn du in meine Richtung geschaut hast, einen Widerschein des Verlangens, das ich für dich empfand.

Und deshalb legte ich den Brief in dein Fach. Ich kann es nicht leugnen. Ich hatte geschrieben: »Lieber Herr Professor, ›Bin ich dein Sklave, was wär meine Pflicht, / Als allzeit zu erfüllen dein Begehr? / Stunden, die mir gehören, hab ich nicht, / Noch Dienst, es sei denn, du befiehlst mich her ...‹« Ich hatte das ganze Shakespeare-Sonett abgeschrieben und den Brief beendet mit: »Erste Reihe, Mitte. Langes, dunkles Haar.«

Dann habe ich gewartet.

Am Tag nach Semesterende bekam ich einen Brief, in dem ich gebeten wurde, mich in deiner Sprechstunde einzufinden. Ich zog mich genauso an wie sonst an der Uni: gebügelte Jeans, gestärkte weiße Bluse, Strickjacke, Collegeschuhe. Darunter allerdings trug ich das einzige Spitzenhöschen, das ich besitze, ein winziges schwarzes Teil, das ich vor einem Jahr einmal aus einer Laune heraus gekauft hatte.

Ich stand pünktlich vor deiner Bürotür, wie du es wohl auch erwartet hast, und du hast mich auf mein Klopfen hin sofort hereingerufen. Ich blieb dicht bei der Tür stehen und wartete auf weitere Anweisungen. Und ich musste nicht lange warten. Du bist zu mir herübergekommen, hast deine Hände durch mein schweres schwarzes Haar gleiten lassen, meinen Kopf zu dir herangezogen und mich geküsst.

Schauer liefen mir über den ganzen Körper, und ich musste mich an dir festhalten, um nicht das Gleichgewicht zu verlieren. Und dann hast du gesagt: »Du bist mir auch aufgefallen. Ich wollte nur warten, bis das Semester zu Ende ist.«

Ich stand wie versteinert da, während du mir die Kleider ausgezogen hast. Dann habe ich dir dabei zugeschaut, wie du dich ebenfalls ausgezogen hast, dein Jackett, dein gestärktes Hemd, deine Hose. Dein Büro hat einen bunten Teppichboden, der uns als erstes Bett genügen musste. Und schon bald lagen wir in der Neunundsechziger-Stellung, mein Haar floss über deine Schenkel, und deine Zunge erforschte meine unteren Lippen, eine Wünschelrute auf der Suche nach der Quelle meiner Lust.

Ich stöhnte, rief Worte, die dein steinharter Schwanz erstickte, und wand mich vor Lust, als ich deine langen Finger, deine wundervolle Faust in mir spürte. Du hast genau gewusst, wie du mit mir umgehen musst, wonach ich mich sehne. Du hast mich dazu gebracht, Leidenschaft und Lust zu empfinden, genauso, wie du mich dazu gebracht hast, die Worte Shakespeares zum ersten Mal richtig zu fühlen. Du hast mit den Zähnen an meiner Klitoris geknabbert, sie mit deiner Zunge umhüllt. Du hast deinen Kopf auf und ab bewegt, und dein Haar kitzelte meine Schenkel, während deine Finger mich ganz ausfüllten. Ich war so voll von unzähligen Empfindungen, und als ich dich an meiner Muschi Worte flüstern hörte, konnte ich nicht mehr unterscheiden, ob du meinen Namen oder etwas anderes sagtest.

Der Widerhall deiner Worte brachte mich zum Orgasmus, und ich hatte das Gefühl, du würdest mich auf eine höhere Ebene heben, auf der ich nie zuvor gewesen war. Und dann, als ich mich ganz diesen trägen, wunderbaren Schwingungen überließ, lauschte ich dem Schlaflied deiner Stimme, die immer noch leise weitersprach und meinen Brief mit einem eigenen Shakespeare-Sonett beantwortete.

»Den Geist versprühn in schändlicher Verschwendung,/ Ist Lust im Tun; nur Lust, bis man es tat …«

Die Symphonie

Ich gehe unwahrscheinlich gern ins Konzert. Es ist so aufregend und erhebend, Teil einer jahrhundertealten Tradition zu sein, von fünfhundert Jahren klassischer Musikgeschichte eingehüllt zu werden. Ich fühle mich dabei immer als Teil eines großen Ganzen, als dürfte ich an einem heiligen Ritual teilhaben.

Aber wenn ich ganz ehrlich mit mir bin, ist das nicht der wahre Grund für meine Begeisterung. Ich gehe auch deswegen so unglaublich gern ins Konzert, weil wir uns dafür besonders elegant zurechtmachen, vor allem, wenn es eine Premierenvorstellung ist. Und du siehst einfach umwerfend aus im Smoking.

Dieses Jahr haben wir ein Abonnement, sonst hätten wir für diese ausverkaufte Premiere sicher keine Karten mehr bekommen. Kein Wunder, das Programm ist ja »äußerst viel versprechend«, wie die Moderatoren des hiesigen Klassiksenders im Radio sagen würden. Ein weltbekannter Geiger aus Moskau als Gastmusiker, der berühmte Dirigent des Symphonieorchesters und die herrliche Neunte Symphonie von Beethoven.

Und ich habe noch aus einem anderen Grund eine Schwäche für die Konzerthalle. Obwohl ich weiß, dass du ein großer Liebhaber klassischer Musik bist, wirst du doch spätestens ab dem zweiten Satz ein bisschen unruhig. Aber heute habe ich mir etwas ausgedacht, um deine Aufmerksamkeit zu fesseln. Du wirst dich zwar nicht unbedingt auf die Musik konzentrieren, aber konzentrieren wirst du dich.

Es ist dunkel im Konzertsaal, und niemand sieht, dass du deine Hand auf mein Knie gelegt und sie unter den Saum meines kurzen Abendkleids geschoben hast. Das genügt mir als Ansporn, meinen raffinierten Plan in die Tat umzusetzen. Ich drehe mich zu dir und küsse dich, lasse meine Zunge über deine Unterlippe gleiten, und dann nehme ich deine Hand und führe sie tiefer unter mein Kleid, bis unter mein Höschen.

Als deine Finger meine Muschi berühren und spüren, wie feucht sie ist, muss ich mich sehr beherrschen, um nicht aufzuschreien, nicht einmal zu stöhnen. Ich sehe, wie sich deine Augen weiten, als du spürst, wie feucht ich bin. Einen Augenblick später streift meine Hand deinen Schoß, und ich entdecke die Beule in deiner Hose.

Kurz darauf tost Applaus durch den Saal. Während die Künstler die stehenden Ovationen entgegennehmen, bleiben wir sitzen. Deine Hand liegt jetzt wieder auf meinem Knie, dein Mittelfinger glänzt von meinem Saft.

Die Lichter gehen an. »Gehen wir ins Foyer«, sagst du. »Ich könnte eine Erfrischung vertragen.«

Ich weiß wirklich nicht, warum ich denke, dass du mit mir an die Bar gehen willst. Dort ist es immer überfüllt, und wer will schon acht Dollar für einen Plastikbecher Merlot ausgeben? Aber du legst mir den Arm um die Schultern und dirigierst mich auf den Balkon. Die Konzerthalle hat einen wundervollen Balkon mit Blick über die Stadt. Ich habe selten eine so beeindruckende Aussicht gesehen. Dort draußen stehen die Raucher, die aus der Konzerthalle verbannt worden sind, mit ihren teuren französischen Zigaretten, von denen sie eine nach der anderen rauchen, als wären es Billigprodukte. Wir kommen nun schon seit Jahren hierher, und jede Saison werden es weniger. Jetzt sieht man nur noch eine Wolke Zigarettenrauch und ein paar vereinzelte ältere Semester, die in aller Ruhe paffen.

Du führst mich auf den Balkon, stellst mich vor dich und legst die Arme um mich. Dann drückst du mich sanft an das Metallgeländer.

»Schau nur, die Stadt«, sagst du scheinheilig, während deine Hände unter mein Kleid gleiten. »Ist sie nicht wunderschön?«

»Was machst du denn da?«, quieke ich, als deine Daumen sich unter mein Höschen schieben. Wenn wir ins Konzert gehen, trage ich immer sexy Unterwäsche, denn danach haben wir eigentlich immer Sex. Na gut, ich gebe ja zu, das ist wahrscheinlich der wahre Grund, warum ich so unglaublich gern ins Konzert gehe. Ich weiß nicht, ob es daran liegt, dass wir es nur zu diesem Anlass schaffen, gemeinsam auszugehen, oder dass mich Beethoven einfach scharf macht. Aber wir haben jedes Mal Sex, also trage ich immer Dessous.

Diesmal ist es ein fast transparentes Höschen aus schwarzer Spitze, und du machst kurzen Prozess damit. Ich schaue ängstlich über die Schulter und atme schwer, als du das Höschen über die weiche Wölbung meines Hinterns nach unten ziehst. Es gleitet an meinen Schenkeln herab bis zu den Fesseln.

»Zieh es ganz aus«, sagst du.

Ich werfe einen weiteren Blick über die Schultern, zu den Rauchern, die in ihre Träumereien verloren dastehen und sich über die Dinge unterhalten, über die Raucher so reden. Dann streife ich gehorsam das Höschen ab.

»Oh, schau mal!«, sagst du laut. »Da hat jemand eine Münze verloren.«

Du bückst dich und hebst mein Höschen auf. Dann richtest du dich wieder auf und wirfst es beiläufig über das Geländer.

»He!«, protestiere ich schwach. »Das war teuer, Mensch!«

Ich stelle mir den armen Passanten vor, der da ein paar Stockwerke unter uns nichts ahnend auf dem Weg in ein Restaurant ist, um gemütlich mit Freunden zu Abend zu essen, und dem plötzlich mein Höschen auf den Kopf fällt. Mein feuchtes Höschen.

»Erzähl mir nichts«, brummst du mir ins Ohr. »Das Ding war doch total durchgeweicht.«

Du hältst mich von hinten umschlungen, und deine Hände streichen über meinen Bauch. Du schirmst mich mit deinem Körper vor den Blicken der Raucher ab; trotzdem schaue ich ein paar Mal über die Schulter, um sicher zu gehen, dass sie nicht herschauen. Dann spüre ich deine Hand zwischen meinen Beinen, und mit klopfendem Herzen schließe ich die Augen.

»Mach sie wieder auf«, flüsterst du, und dein Atem ist ganz warm an meinem Ohr.

Ich gehorche, ohne weiter darüber nachzudenken. Ich will es auch gar nicht anders. Im Grunde wäre es mir egal, wenn mich sämtliche Raucher auf dem Balkon, ja sämtliche Raucher auf der ganzen Welt für eine schamlose Schlampe hielten. Ich spreize ein wenig die Beine, und deine Hand gleitet unter mein Kleid, berührt meine Muschi. Sie ist schon ganz glitschig vor Erregung, und du beginnst, sie zu liebkosen.

»Dann stimmt es also«, sagst du. »Beethoven macht dich tatsächlich geil.«

»Was soll ich sagen? Ich habe nun mal eine Schwäche für ihn.«

Ich keuche auf, als deine Finger in mich hineingleiten.

»Und für Deutsche«, sage ich. »Und Taube.«

»Drei Punkte erfüllt«, sagst du, und deine Lippen streifen meinen Nacken. »Du musst ja ganz verrückt nach ihm sein.«

»Bin ich auch.« Ich seufze. »Wenn Beethoven noch leben würde, würde ich ihn ausfindig machen und mit ihm vögeln.« Dann erschauere ich am ganzen Körper, denn du drückst deine Finger fest an meinen Kitzler, und ich presse meinen Hintern enger an dich. Ich lehne mich mit meinem ganzen Gewicht an das Geländer, achte aber darauf, meinen Kopf nicht zu weit vorzustrecken, damit ich nicht sehen muss, wer da unten mit meinem Höschen auf dem Kopf steht und vor Entrüstung zeternd nach oben deutet.

Ich weiß selbst nicht, warum ich das mache; ich kann mich einfach nicht beherrschen. Also fasse ich hinter mich, lege die Hand auf deinen Schritt und spüre durch die Smokinghose, wie steif du schon bist.

Ich drehe ein wenig den Kopf, um dich zu küssen, und meine Lippen öffnen sich dabei.

Die Raucher sind verschwunden.

»Wir verpassen den nächsten Satz«, flüstere ich.

Eigentlich will ich nicht aufhören, und du scheinst mir das auch nicht erlauben zu wollen. Aber es handelt sich immerhin um Beethoven. Ich schlüpfe aus deiner Umarmung, nehme dich bei der Hand und führe dich in die Konzerthalle zurück. Meine Schenkel sind feucht, winzige Schweißperlen sammeln sich unten am Rücken, durchnässen mein Kleid. Meine Brustwarzen sind hart, ganz unglaublich hart, und malen sich deutlich unter dem kurzen Abendkleid ab. Mein Gott, es kommt mir so nuttig vor, ein solches Kleid zu tragen, durch das man die Brustwarzen sieht. Noch dazu, wo ich weiß, dass meine Muschi darunter nackt und feucht ist.

Das Foyer ist menschenleer. Gedämpft höre ich die ersten Töne des letzten Satzes.

An der Tür zum Saal steht ein schwarz gekleideter Student mit Brille.

»Die Türen sind leider schon zu. Sie müssen warten.«

»Aber das ist doch der letzte Satz!«, protestiere ich.

»Tut mir sehr Leid.«

»Aber der Chor ...«

»Ich bedauere, so sind nun mal die Vorschriften.«

Ich seufze, schließe die Augen. Ich kann nicht glauben, dass wir jetzt tatsächlich den letzten Satz versäumen, weil du mit dem Fummeln angefangen hast. Erst als ich die Augen wieder öffne und dir einen Blick zuwerfe, merke ich, dass du mich unverwandt anschaust.

»Dann müssen wir wohl gehen«, sage ich, in dem Glauben, dass du nach Hause fahren und vögeln willst.

Doch du erwiderst: »Nein, müssen wir nicht.«

Du nimmst mich bei der Hand und führst mich zurück auf den Balkon. Jetzt ist niemand mehr dort draußen, keine Menschenseele. Wir sind ganz allein hier, und du verlierst alle Hemmungen. Du drückst mich fest an das Geländer, küsst mich gierig, suchst meine Zunge mit deiner, und deine Hände liebkosen meine Brüste durch das teure Kleid hindurch. Meine erregten Brustwarzen explodieren fast, so empfindlich sind sie, und deine Finger schicken kleine Schauer durch meinen Körper, als sie daran reiben. Du greifst nach unten und schiebst mein Kleid bis zur Taille hoch. Ich spüre die kühle Nachtluft an meiner nackten Muschi. Als du mich auf den Hals küsst, taste ich nach deinem Gürtel.

Ganz leise höre ich die Symphonie im Hintergrund; der Chor mit dem Text von Schiller beginnt. Selbst aus so großer Entfernung ist die Musik noch wunderschön.

»Was ist, wenn uns jemand sieht?«, keuche ich.

»Die sollen ihre eigene Ehefrau mitbringen«, erwiderst du.

Ich hole deinen Schwanz heraus und nehme ihn mit einem leisen Stöhnen in die Hand. Ich spreize die Beine, und du drückst mich nach oben, an das kalte Metallgeländer.

»Hoffentlich hält das Geländer das aus«, sage ich.

»Ganz bestimmt. Schließlich bezahlen wir ja genug für das Abo.«

Deine Hände liegen auf meinem Hintern, so hältst du mich fest. Ich schlinge die Beine um deinen Körper und spüre deinen steifen Schwanz an meinem Schenkel. Und weil du keine Hand mehr frei hast, greife ich nach unten und führe ihn zu meiner Muschi. Er gleitet zwischen die Schamlippen, findet die Pforte und schiebt sich dann hinein. Wie immer passt er ganz genau, und ich stöhne auf, als du in mich eindringst. Deine starken Arme halten mich fest, und ich spüre, wie sich deine Hüften im selben Rhythmus mit meinen bewegen. Du schaffst es, wie immer, jeden einzelnen erregenden Punkt zu stimulieren. Dein Schwanz schiebt meine Schamlippen auseinander und reizt so meinen Kitzler, und deine Eichel berührt diesen gewissen Punkt, der mich aufkeuchen lässt. Es fühlt sich immer so gut an, wenn wir vögeln. Aber diesmal spüre ich zusätzlich noch die Aufregung, die Angst, entdeckt zu werden, am ganzen Körper.

Wie aus weiter Ferne höre ich die jubelnden Melodien der »Ode an die Freude«. Meine Lustschreie mischen sich hinein, und du drehst mich um und drückst mich mit dem Oberkörper ans Geländer. Ich klammere mich daran und sehe die Passanten, die weit unter uns entlangspazieren. Keiner von ihnen weiß, was wir hier oben machen.

Du dringst von hinten in mich ein und greifst mit der Hand nach vorn, um meinen Kitzler zu streicheln, während du mich fickst. Du weißt genau, wie du mich zum Orgasmus bringen kannst, und ich merke an der Art, wie du mich fickst, dass du genau das vorhast, dass das jetzt dein größter Wunsch ist.

Gleich werde ich kommen, passend zum Crescendo.

Ich dränge mich an dich, der seidige Stoff deines Smokings liebkost meinen Hintern. Deine Finger an meinem Kitzler bringen mich so weit, und ich klammere mich fester ans Geländer, als ich komme. Ich kann mich nicht beherrschen und schreie laut auf, stimme in den Chor ein mit meinem Flehen.

Dann spüre ich, wie deine Stöße schneller werden, und ich weiß, jetzt bist du dran. Du sorgst immer dafür, dass ich als Erste komme – das gehört zu den Dingen, die ich so an dir liebe. Aber ich spüre, dass du dich sehr zurückgehalten hast, und jetzt sind nur noch ein paar kraftvolle, erbarmungslose Stöße nötig, damit du den Höhepunkt erreichst. Dein Schwanz pulsiert in mir, und du ergießt dich in mich hinein.

Als du dich zurückziehst, verspüre ich eine Art Schmerz, eine Lücke, die die ferne Coda von Beethovens Meisterwerk nur teilweise füllt.

Ich drehe mich um, und du küsst mich, legst die Arme um mich und ziehst mich an dich.

»Hat dir die Symphonie gefallen?«, fragst du lächelnd.

»Welche Symphonie?«, frage ich zurück.

Ein dekadentes Dessert

Nach dem Abendessen verkündest du, du hättest etwas zum Dessert vorbereitet.

»Wirklich?« Ich bin überrascht. Ich wusste gar nicht, dass du kochen kannst.

»Ja, wirklich«, erwiderst du. »Um genau zu sein, werde ich jetzt das Dessert vorbereiten. Oder, um *ganz* genau zu sein …« Du fährst erst nach einer dramatischen Pause fort: »*Du* bist das Dessert.«

Du lächelst mich besonders verführerisch an, und ich verspüre eine unglaubliche Erregung, weil du mich mit einem Blick anschaust, den ich bisher nicht von dir kenne. Ich weiß, was Lust ist. Ich weiß, wie du aussiehst, wenn du erregt bist. Aber das ist etwas anderes. Etwas sehr viel Subtileres.

Rasch ziehst du mir all meine Kleider aus. Dann hebst du mich hoch und legst mich auf unseren großen Esstisch. Ich spüre die glatte Oberfläche der altmodischen, mit Kirschen bedruckten Wachstuchtischdecke und frage mich, warum ich nur so feucht werde durch das gummiartige Material. Du zwinkerst mir zu, dann ziehst du unsere Handschellen hervor, die du unter deinem Stuhl versteckt hast, und fesselst mich an den Handgelenken. Du sagst, ich solle warten, du würdest gleich wiederkommen. Und ich warte, gefesselt, und spüre, wie ich immer feuchter werde. Unter mir bildet sich schon eine kleine Pfütze, aber ich kann nichts daran ändern. Ich kann es nicht ändern, dass ich so wahnsinnig erregt bin.

Als du zurückkommst, sehe ich, dass du ein Tuch in der Hand hältst. Ich sehe es nur für einen Augenblick, denn gleich darauf legst du das schmale Stück Stoff über meine Augen und bindest es dann hinten unter meinem Haar zusammen. Kaum sind meine Augen verbunden, spüre ich, dass eine Veränderung mit mir vorgeht. Ich weiß nicht, ob das Licht noch an ist oder ob du es ausgemacht hast. Ich weiß nicht, ob du in meiner Nähe bist oder am anderen Ende des Zimmers stehst und mich beobachtest. In meinem Kopf schrillen Warnsignale, und ich rutsche unruhig auf dem Tischtuch herum, warte ungeduldig darauf, dass du endlich tust, was du vorhast. Ich höre, wie du wieder aus dem Zimmer gehst, und frage mich, wie lange du mich wohl warten lassen wirst. Willst du, dass ich dich anflehe? Und wirst du mich dann erhören?

Doch du kommst schon nach kurzer Zeit zurück, und ich höre Geräusche, die mich an die Dinge auf unserem Nachttisch denken lassen. Aber ich weiß natürlich nicht, welche der Spielzeuge und Instrumente du mitgebracht hast.

»Geduld«, sagst du. »Entspann dich, ich kümmere mich um alles.«

Als Erstes spüre ich etwas Kaltes. Etwas Eiskaltes. Eis. Ich schreie auf, als du mit einem Löffel voll schmelzendem Eis an meiner Kehle entlangstreichst und dann weiter bis zur Wölbung meiner Brüste. Ich spüre, wie die süße Flüssigkeit in jede Pore fließt, aber noch stärker spüre ich eine andere Flüssigkeit. Ohne dass ich weiß, warum, ist meine Muschi tropfnass geworden, seit ich in diese Welt des Nicht-Wissens eingetaucht bin. Du verstreichst das Eis, bis es vollkommen geschmolzen ist, und jetzt spüre ich etwas anderes, etwas Klebriges, Dickflüssiges ... Sirup? Schokoladensoße? Ich atme tief durch die Nase ein, vielleicht kann ich es ja am Geruch erkennen. Und dann weiß ich es: Karamell. Deine Lieblingssoße. Und schon beginnst du, mich mit der Zunge zu bearbeiten, mich sauber zu schlecken. Und ich spüre etwas anderes, ebenso Klebriges, denn aus meiner Muschi quillt immer noch süßer Nektar hervor. Wann wirst du dich ihr widmen? Jetzt noch nicht. Noch bist du zu beschäftigt ...

Was das ist, weiß ich jetzt wirklich nicht. Du trägst es mit den Fingerspitzen auf. Es ist keine Flüssigkeit. Eine cremige Substanz ... Nein, keine Creme. Zuckerguss. Jetzt weiß ich's, Zuckerguss. Du glasierst meine Muschi mit Zuckerguss, und ich habe das Gefühl, wahnsinnig zu werden, als deine Finger auch die Innenseiten meiner Schamlippen damit bestreichen. Es ziept ein wenig, als du sie auseinander hältst. Und dann, endlich, machst du dich über mich her. Ich stelle mir vor, dass dein Mund von meinem Saft und dem Zuckerguss verschmiert ist, aber ich kann dich nicht sehen. Ich fühle nur, dass du an mir leckst, mich ausschleckst wie eine Katze ihr Schälchen mit Milch. In diesem Fall ist es allerdings eher Sahne. Süße, tropfende Sahne.

Als du dich von mir zurückziehst, stöhne ich auf, aber du bist noch nicht fertig, du hast einfach nur Lust auf die Neunundsechzig bekommen. Zuerst überrascht mich der Geschmack, aber dann merke ich, dass du dich auch mit dem Vanille-Zuckerguss bestrichen hast. Ich öffne den Mund und nehme dich in mich auf, schlucke deine Rute, ich kann mich einfach nicht mehr beherrschen. Ich lecke den Zuckerguss von deinem Schwanz, als wäre ich der hungrigste Mensch auf Erden. Und dann lecke ich nur noch deinen Schwanz. Lecke und schlecke und verschlucke ihn, und ich weiß, dass wir beide von Kopf bis Fuß mit all dem Zuckerzeug bedeckt sind. Ein dekadentes Dessert, nur für zwei.

Déjà-nude

Wir waren schon einmal hier. Das ist der erste Gedanke, der mir durch den Kopf geht, als ich dir beim Ausziehen zuschaue. Die Hitze zwischen uns ist ein Widerschein der Hitze aus einer anderen Zeit. Es ist lange her, so vage und fern, dass ich nicht darauf komme. Und dennoch: Alles, was du sagst, jedes Flüstern, jedes lustdurchtränkte Wort, erinnert an die verführerischen Dinge, die du schon einmal gesagt hast. Ich erlebe schöne Dinge wirklich gern ein zweites Mal. Und ich würde mich auch gern einfach fallen lassen und eine Wiederholung genießen. Das einzige Problem ist, dass ich zwar klar und deutlich das Gefühl habe, ein bestimmtes Ereignis noch einmal zu erleben, dass das aber diesmal eigentlich nicht sein kann. Denn es ist unser erstes Mal. Und deshalb weiß ich, dass mein Kopf mir etwas vorzugaukeln versucht, dass dies ein ganz besonders schwerer Fall eines Déjà-vu ist.

Oder vielleicht sollte ich besser sagen: eines Déjà-nude.

Zufrieden schweigend schaue ich dir dabei zu, wie du dein Jackett ausziehst und es über die Lehne meines Holzstuhls hängst. Dann beobachte ich ebenso erfreut, wie du langsam die vielen Knöpfe an deinem gestärkten weißen Hemd aufknöpfst. Du lässt dir Zeit, und das gefällt mir. Es ist das erste Mal, dass wir einander nackt sehen. Und obwohl ich das Gefühl habe, wir hätten das schon einmal gemacht, will ich doch jeden Augenblick deines langsamen, genüsslichen Striptease genießen.

Du kannst dir ein Lächeln nicht verkneifen. Wir gehören nicht zu den Menschen, die so etwas mit unbewegter Miene durchziehen. Und darum summst du auch leise ein paar Takte aus »The Stripper«, während du deine Schuhe abstreifst und deine Hose herunterziehst. Selbst das erinnert mich an irgendein imaginäres Erlebnis. Jedes Detail dieses Abends kenne ich bereits. Ich weiß, wie es sich anfühlen wird, wenn du auf dem Bett die Arme nach mir ausstrecken, mich umfassen wirst. Ich werde kichern, während du mit den Fingerspitzen die Umrisse meines Körpers nachzeichnest. Ich werde mich winden und versuchen, dir zu entkommen, aber du wirst mich nicht lassen, weil du weißt, dass ich eigentlich gar nicht entkommen will. Im Gegenteil, ich will dir sogar noch viel näher kommen.

Jetzt bist du völlig nackt, und ich bin dran. Ich stelle mich mitten auf das Bett und ziehe mein knappes, pinkfarbenes Kleid über den Kopf. Dann hüpfe ich auf der Stelle, dass die Matratze wackelt, und du streckst die Arme aus, sodass ich stolpere. Lachend fallen wir in die Kissen, und dann fängst du an, mich zu kitzeln. Ich wusste, dass du das tun wirst.

Deine Finger kennen keine Gnade, und ich spüre, wie mein Körper sich ihnen wie von selbst entgegenwölbt. Ich will deine forschenden Hände überall spüren, an den Rippen, unter dem Kinn. Ich will, dass sie mich kitzeln und liebkosen, bis ich zu erregt bin, um noch zu denken oder zu reden, bis ich so viel gelacht habe, dass ich keinen klaren Satz mehr herausbringe.

Um ehrlich zu sein, muss ich auch gar nichts sagen. Der empörend berauschende Duft meiner Erregung erfüllt die

Luft um uns, und während du mich immer noch mit deinen klugen Fingern kitzelst, mischen sich jetzt auch deine Lippen ein, gleiten immer tiefer an meinem Körper entlang, bis sie schließlich das Zentrum zwischen meinen Beinen erreichen. Ganz außer Atem vor Lachen, weiß ich doch immer noch, was zu tun ist. Das Déjà-vu-Gefühl gewinnt wieder die Oberhand und sagt mir, wie ich mich jetzt drehen muss, um uns in die Neunundsechziger-Stellung zu bringen. Ich öffne den Mund, schließe meine Lippen um deinen Schwanz und nehme ihn ganz in mich hinein. Es entspannt mich sofort, dich zu spüren. Deine Haut schmeckt so wundervoll süß und männlich. Ich kann gar nicht genug von deinem Schwanz in meinem Mund bekommen. Und während du mich zwischen den Beinen bearbeitest, mache ich dasselbe mit dir. Wie ein Spiegel, wie ein Echo folge ich deinem Rhythmus.

Aber du bist noch nicht bereit für die Zielgerade. Rasch ziehst du dich von mir zurück, und jetzt erkenne ich, dass du den Abend sehr genau geplant hast. Auf dem Nachttisch liegt eine einzelne Feder. Lang und weiß, so fein, so zart.

»Halt still«, sagst du, und ich wende meinen Blick nicht von dir ab, als du die Feder an meinem einen Arm hinauf- und am anderen hinuntergleiten lässt. Ich zittere und bebe unter diesem Reiz.

»Na komm«, sagst du. »Sonst muss ich dich festbinden.«

So etwas würde man doch eigentlich nur zu einer langjährigen Partnerin sagen. So eine beiläufig hingeworfene Bemerkung. Sei mir zu Willen, oder ich fessele dich ans Bett. Ich sehe es vor meinem geistigen Auge, und es ist das Gegenteil eines Déjà-vu. Eine Zukunftsvision, die sofort in meinem Kopf Gestalt annimmt.

Aber mir bleibt keine Zeit, weiter darüber nachzudenken, denn jetzt bearbeitest du mich sehr viel gezielter. Du fährst mit der Spitze der Feder über meinen Bauch, dann über meine Brüste und beschreibst kleine Kreise um meine Brustwarzen. Ich spüre, wie feucht ich schon bin, und ich weiß, du spürst es auch. Du musst es einfach spüren. Aber du hörst nicht auf. Du lässt die Feder zwischen meine Schenkel gleiten, am einen hinauf, am anderen herunter, du reizt meine Muschi, aber du berührst sie nicht.

Jetzt muss ich zwischen den Kicheranfällen nach Luft schnappen und bin kaum noch in der Lage, irgendetwas zu tun. Außer natürlich, dir wieder einen zu blasen. Denn ehe ich noch um Gnade bitten kann, hast du mich schon wieder in die Neunundsechziger-Stellung gebracht, und ich lutsche an dir, wie ich noch nie am Schwanz eines Mannes gelutscht habe. Mein Körper wird von heftigem Zittern geschüttelt. Ich bin immer noch erregt, brenne noch vom Kitzeln, aber jetzt verspüre ich ein sehr viel drängenderes Verlangen. Ich will dich aussaugen. Ich will jeden Tropfen aus dir trinken.

Wir sind so damit beschäftigt, den anderen zu befriedigen, dass wir unsere eigene Lust ganz aus dem Blick verlieren. Ich merke erst, dass ich mich dem Orgasmus nähere, als er da ist. Ich dränge meine Hüften an deinen Mund und spüre die wundervolle Befreiung, und während der Orgasmus mich noch schüttelt, merke ich, dass du gleichzeitig mit mir kommst und dich in meine Kehle ergießt, mich ganz ausfüllst.

Wir sind so eng miteinander verbunden, dass es eine Weile dauert, uns wieder zu entwirren und voneinander zu lösen. Und noch während wir uns bewegen, weiß ich schon, dass wir nur die Stellung wechseln für die nächste Runde. Diesmal werde ich oben sein und du genau da, wo ich dich haben will.

Und diesmal ist es dann ein echtes Déjà-vu.

Eine alte Geschichte

Wenn ich an dich denke, rieche ich den Duft von Popcorn und denke an *Mad Max*. Ich weiß, das können nur die wenigsten nachvollziehen. Es ist ja auch nicht gerade ein gängiges, romantisches Klischee. Kein romantischer Duft. Aber so ist es nun mal.

Da warst du – drei Reihen vor mir und meiner Freundin Janet. Wir saßen am Neujahrstag im Kino, von acht Uhr abends bis in die frühen Morgenstunden, und schauten uns alle drei *Mad Max*-Filme hintereinander an. Wenn ich jetzt daran zurückdenke, kommt es mir ziemlich verrückt vor, das neue Jahr auf diese Weise zu beginnen. Aber das war uns damals egal. Die Trilogie gab uns die Möglichkeit, die Zeit totzuschlagen an diesem verkaterten Tag voll bereits gebrochener guter Vorsätze. Aber nachdem ich dich gesehen hatte, bekam ich nicht mehr viel mit von dem, was auf der Leinwand vor sich ging.

Ich weiß wirklich nicht, wie es uns gelungen ist, auf dem dunklen Balkon des heruntergekommenen Kinos Kontakt aufzunehmen – aber es ist uns gelungen. Ich wusste, dass du mich auch bemerkt hast, denn du hast dich immer wieder nach mir umgedreht. Ich prägte mir dein Gesicht im merkwürdig bläulichen Licht der flimmernden Leinwand ein. In der ersten Pause hast du mich nach meinem Namen gefragt. In der zweiten hast du kurz meine Hand genommen, meine

Finger gedrückt und mich dazu gebracht, dir etwas von mir zu erzählen. Nach dem letzten Film, als es schon zu spät war, um noch vom späten Abend, und zu früh, um schon vom frühen Morgen zu reden, gingen wir nach draußen, in die Seitenstraße hinter dem Kino mit ihren graffitibeschmierten Wänden, und du hast mich dort an die Wand gedrückt und geküsst.

Ich erinnere mich an jedes Detail dieses Kusses: an deine warmen Hände, die mein Gesicht umschlossen, an deine Finger in meinem Haar. An deine rauen und zugleich weichen morgendlichen Bartstoppeln. An deine schrecklich sanften Lippen. Und ich erinnere mich an deine Erregung, an das harte, drängende Etwas an meinem Körper, als du mich leicht in die Unterlippe gebissen hast. Ich weiß auch noch, dass du mich in dieser Nacht nicht gevögelt hast, obwohl ich es dir erlaubt hätte. Obwohl ich dich auf Knien darum angefleht hätte, wenn ich nur den Mut hätte aufbringen können. Ich hätte dich gebeten, mir die Jeans auszuziehen und mich gleich dort in der Seitenstraße zu nehmen. Mich zu nehmen, bis ich schreie. Ich konnte schon spüren, wie gut sich das anfühlen würde. Ich merkte es an dem erregenden Gefühl, als du dich an mich gedrängt hast. Daran, wie feucht ich war, als ich dich an mich drückte.

Aber du hast mir nur einen Zettel in die Hand gedrückt, auf den du deinen Namen und deine Telefonnummer gekritzelt hattest. Und dann hast du mir bedeutet, zu meiner Freundin zu gehen, die auf dem Parkplatz auf mich wartete und in ihrem Cabrio schon fast eingeschlafen war, trotz der lauten Rockmusik.

»Bis dann«, hast du gesagt, als ich ging.

Und dann erinnere ich mich, wie mir das Herz klopfte und das Blut in den Ohren pochte, als ich deinen Zettel in der Hand hielt und las: *Vielleicht klingt das ja verrückt, aber ruf mich morgen an. Ich muss dich einfach kennen lernen.*

Heute war ja eigentlich schon morgen. Aber ich wartete trotzdem bis Mittag, ehe ich deine Nummer wählte, und als ich deine Stimme am anderen Ende der Leitung hörte, blieb mir die Luft weg. Ich hatte plötzlich meinen Namen vergessen und konnte nicht mehr sprechen. Doch du hast gewusst, dass ich es war, und hast eine Uhrzeit genannt und mir versprochen, mich von der Arbeit abzuholen und nach Hause zu bringen.

Wie nicht anders zu erwarten, haben wir es nicht bis nach Hause geschafft. Meine Knie wurden schon weich wie Butter, als ich deine Hand in meiner spürte. Wir kamen bis zu einem Park in der Nähe meiner Wohnung, und dort hast du mich wieder geküsst, mich gierig geküsst, und ich hatte das Gefühl zu fallen. Nie wieder habe ich seitdem einen solchen Kuss bekommen, und ich habe alle anderen Küsse an diesem einen gemessen. Hand in Hand gingen wir in die Stadt zurück, in die Seitenstraße hinter dem Kino, und diesmal hast du mich beim Küssen hochgehoben und mich an die Wand mit den Wörtern und Kritzeleien darauf gedrückt. Ich tastete mit der Hand nach deinem Hosenschlitz, versuchte, ihn zu öffnen, aber du hast nur den Kopf geschüttelt. Du wolltest nicht, dass wir auf diese Weise anfangen.

Als wir in deiner Wohnung waren, hast du mir gezeigt, was das war, wovon alle sprachen – und was so toll daran war. Du hast mich auf dein Bett gelegt und mich überall geküsst: meine Fingerspitzen, meine Brüste, die weichen Kuhlen hinten an den Knien. Du hast mich am Nacken geküsst und dann an den Rippen entlang, und als ich aufseufzte, hast du meine Beine geöffnet und mich dazwischen geküsst.

Ich war froh, gewartet zu haben, mich nicht einfach irgendeinem Jungen auf dem Rücksitz des väterlichen Wagens hingegeben zu haben. Es erregte mich, dass du mir genau das beibringen konntest, was ich unbedingt lernen wollte. Nachzugeben. Mich zurückzulehnen und es geschehen zu lassen. Ich schlug die Hände vors Gesicht, weil es sich so gut anfühlte und mir der Gedanke peinlich war, wie ich wohl dabei aussah. Wild und unbeherrscht. Diese Worte hatten bis jetzt nie zu mir gepasst.

»Nein …«, sagtest du. »Versteck dich nicht. Ich will dich sehen …«

Du hast meine Hände weggezogen und hast mich dann weiter geküsst und gekitzelt. Du hast deine Zunge um meine Klitoris rotieren lassen und dann in langsamen, sinnlichen Kreisen die Innenseite meiner Schenkel geleckt. Ich dachte, ich müsste in Tränen ausbrechen, so intensiv war das Lustgefühl, das dein warmer, wissender Mund mir schenkte. Ich dachte, ich müsste schreien, aber ich wusste nicht, wie. Ich konnte mich noch nie einfach gehen lassen. Ich verfing mich immer in einem Wust von Gedanken: Wie sehe ich wohl aus? Was wird er von mir denken?

»Entspann dich«, sagtest du. »Mach dir keine Gedanken. Entspann dich einfach.«

Und dann habe ich es zugelassen. Habe es zugelassen, dass du mich dorthin bringst. Durch deinen Mund und deine Finger und schließlich auch durch deinen steinharten Schwanz, den du in mich hineingestoßen hast. Du hast auf mich heruntergeschaut, während du dich in mir auf und ab bewegt hast. Du hast meinen Blick mit deinen leuchtenden Augen gefangen gehalten und mir süßen Unfug ins Ohr geflüstert. Bis ich gekommen bin. Mit dir. Durch dich. So intensiv.

Wir verbrachten den Großteil dieses letzten Semesters in deinem Bett. Ich schlich mich früher aus meinen Seminaren weg, fuhr mit dem Taxi zu dir, schwindelte, damit mir niemand auf die Schliche kam. Es fiel mir schwer, meine Freunde und meine Familie anzulügen. Schließlich war ich immer die Brave gewesen, die niemals irgendwelchen Ärger machte.

Das hatte ich auch gar nicht nötig. Auch dir habe ich nie Ärger gemacht. Ich schmolz dahin in deinem Bett, an deiner Haut, mein Mund öffnete sich wie von selbst, um deinen Schwanz in sich aufzunehmen. Ich tat, was immer du mir sagtest. Wenn du mir befahlst, mein Höschen auszuziehen und ohne mit dir auszugehen, dann tat ich das. Ich ging mit dir zum Abendessen und trug kein Höschen unter meinem kurzen Rock. Ich ließ mich in der Toilette von dir an die Wand drücken und vögeln, während sich draußen eine immer längere Schlange ungeduldiger Gäste bildete.

Alles, was ich weiß, hast du mir beigebracht. Du hast mir beigebracht, wie ich Lust schenken kann, mit meinem Mund, meinem Körper und meiner Stimme. Und du hast mir beigebracht, Lust zu empfinden und die Sehnsüchte, die in mir brennen, nicht zu verstecken. Denn ich hatte sie schon immer in mir, diese Bedürfnisse, diese Forderungen. Sie lagen verschüttet und haben darauf gewartet, dass jemand wie du zu mir kommt.

Und das hast du getan – wie der Prinz im Märchen bist du zu mir gekommen.

Doch die Sache ist die: Du konntest nicht bleiben.

Das ist meine letzte Erinnerung an dich, sechs Monate später. Ich denke nicht gern an Abschiede, denke nicht gern darüber nach, was passiert wäre, wenn ich ein anderer Mensch gewesen wäre, oder warum es nicht gehalten hat. Aber obwohl wir nicht mehr zusammen sind, obwohl ich nicht weiß, wo du bist und was aus dir geworden ist, messe ich doch alle anderen an dir. Und keiner hat es bisher auch nur annähernd geschafft, den popcornduftenden Traum von dir aus meiner Erinnerung zu tilgen.

Unberührt

Wenn man anfängt, sich in dieser Welt zu bewegen, fühlt man sich ja noch als Entdecker. Man ist noch so naiv. Man glaubt tatsächlich, man hätte etwas völlig Neues entdeckt. Aber natürlich nur so lange, bis man sich richtig darauf einlässt, die wahre Welt entdeckt, die da unter der unseren existiert. Das Paralleluniversum, das sich um dieselbe Achse, aber in entgegengesetzter Richtung dreht. Die Alternative.

Dann kann man plötzlich einen Blick hinter verschlossene Türen werfen, und man erkennt, dass es nichts Neues mehr zu entdecken gibt. Absolut nichts, das nicht irgendjemand irgendwo bereits getan hat. Und wahrscheinlich hundertmal besser als man selbst, blutiger Anfänger, der man ist.

Ich will damit natürlich nicht sagen, dass innerhalb der Grenzen keine Veränderungen möglich sind. Man bringt auf jeden Fall etwas Unverwechselbares in die Szene ein. Man bringt sein ganz persönliches *Je ne sais quoi* mit, den eigenen Stallgeruch gewissermaßen. Doch das Einzige, das tatsächlich nur einem Menschen gehört, das einzige Persönliche, wahrhaft Unverwechselbare ist seine DNS. Und sogar die hat er nicht selbst entwickelt. Die Anerkennung dafür gebührt den Eltern, Großeltern und übrigen Vorfahren.

Ich bin allerdings ein Dickkopf. Es hat sehr lange gedauert, bis ich diese einfachen Tatsachen begriffen habe. Ich musste gegen Wände laufen und sie mit meinen eigenen Händen einreißen. Und schließlich musste ich dir begegnen.

Als ich jünger war, habe ich immer versucht, einen Ort zu finden, den kein anderer Mensch je betreten hat – ein Stückchen Welt, das ich mein Eigen nennen konnte. Wenn ich früher einen Strand entlangging, dachte ich: »Genau hier ist noch nie jemand gewesen.« Aber dann sah ich eine Fußspur und musste die Formulierung meinen Bedürfnissen entsprechend abändern: »Genau hier ist noch nie jemand gewesen, der genau diesen Badeanzug getragen hat. Kein Mensch mit lockigem, schwarzem Haar, schokoladenbraunen Augen und einem Muttermal, das aussieht wie der italienische Stiefel, stand je in genau diesem Moment an genau diesem Fleck.« Und das ist ja ein bisschen zu weit hergeholt, um noch originell zu sein.

Ich muss über mich selbst lachen. Obwohl ich diese Phase längst überwunden habe, erinnere ich mich noch genau an das Gefühl der Verzweiflung, an diese Sehnsucht nach Originalität. Manche Menschen haben dieses Bedürfnis, etwas zu finden, zu besitzen, jungfräuliches, unberührtes Land zu entdecken. Und genau das glaubte ich zu tun, als ich dir zum ersten Mal erlaubte, ein Nietenhalsband aus Leder um meinen Hals zu legen und eine klirrende silberfarbene Kette daran zu befestigen.

Für mich war das neu, das kann ich ganz ehrlich sagen. Vollkommen neu. Das erschreckend erregende Gefühl, deinem Willen unterworfen zu sein. Oder, um genau zu sein, deiner Lust.

Aber wie konnte ich mir nur einreden, dass wir sexuelle Pioniere wären? Ich bin schließlich nicht dumm. Ich wusste doch, dass du unser Spielzeug irgendwo kaufen musstest, dass es sogar eine Fabrik geben musste, die die Sachen herstellt. Und trotzdem habe ich es geschafft, mir einzureden, dass unsere Spiele, das, was wir da trieben, nur uns allein gehörten. Mich aufreizend anzuziehen und dein kleines Mädchen zu spielen. Dich »Daddy« zu nennen, dein unartiges Schulmädchen zu sein, deine kleine Schlampe. Mich mit Fellen zu behängen und die Starke zu spielen.

Ein einziger Witz, das Ganze.

Als ich schließlich in die Szene kam, fand ich schnell heraus, dass ich all das nicht nur nicht entdeckt hatte, sondern dass alle anderen es schon kannten. Alle. Es war, als hätte ich herausgefunden, dass man mir ein Geheimnis verschwiegen hatte. Oder als wäre ich in der Grundschule nicht zu einem Geburtstagsfest eingeladen worden. Ich fühlte mich wie eine Versagerin.

Noch schlimmer.

Ich fühlte mich verloren.

Aber ich gehörte trotzdem zu den Auserwählten. Denn du hast mich gefunden ... mich beansprucht ... und mich dir zu Eigen gemacht. Ich war unberührt, ein Buch mit leeren Seiten, das beschrieben werden, ein leeres Glas, das mit Whiskey gefüllt werden wollte, ein nacktes Handgelenk, das nur auf die engen, metallenen Fesseln wartete. Ich war unberührt und rein. Und du hast mich gefunden und mich über und über beschmutzt.

»Du gehörst mir«, sagtest du. »Du gehörst mir.« Die ersten Worte, die du mir im Old Joe's zugeflüstert hast – direkt ins Ohr, denn die Rhythmusgruppe der Band ließ die Wände förmlich erzittern, und die Menschen um uns herum lachten lauthals über irgendeine lustige Geschichte, die die Bardame gerade erzählt hatte.

Ich senkte meine schwarz getuschten Wimpern und neigte den Kopf leicht in deine Richtung. Ich hatte zwar verstanden, was du gesagt hast, aber ich wollte ganz sicher sein. Du hast die Geste sofort verstanden, deinen starken, dunklen Arm um mich gelegt und mich näher an dich gezogen. Wir hätten einander kaum noch näher kommen können. Nichts als Blut und Knochen und dünne, zarte Haut trennte unsere klopfenden Herzen und die steifen und feuchten Teile unserer Körper.

»Du gehörst mir.« Dein Arm umschlang mich fest, und ich spürte, wie sich die silberfarbene Kette an deiner Brieftasche in meinen Schenkel bohrte. »Na los, Mädchen, es ist Zeit zu gehen.«

Entdeckt. (Aber nein. Nur *wieder*entdeckt.)

Ich ging bereitwillig mit – jetzt kann ich ja sagen, dass ich es bereitwillig tat. Ich folgte dir durch die Menge der Tänzer unterschiedlicher Hautfarbe und unterschiedlichen Geschlechts, den dunklen Gang entlang und zur Hintertür hinaus. Die kühle Luft, die mir entgegenschlug, ließ mich erstarren, und ich merkte, dass ich meinen Mantel in der Bar vergessen hatte. Doch ich brauchte mir keine Gedanken zu machen, denn schon umfingen mich deine starken Arme wieder, wärmten mich und führten mich zu deinem leuchtend roten Lieferwagen.

»Ich hab dich schon öfter gesehen, Baby, aber nie allein.«

»Wir haben uns getrennt«, sagte ich und deutete auf meinen Finger, an dem früher ein Ring gesteckt hatte und nun keiner mehr war. (Aber er war einmal dort, das ist wichtig. Es gab schließlich keinen Fleck an meinem Körper, den nicht bereits jemand für sich beansprucht hatte.)

»Was hast du dann hier verloren, Süße? Das ist doch bestimmt seine Stammkneipe?«

Ich schüttelte den Kopf, schüttelte mein langes schwarzes Haar, sodass es meine Wange kitzelte und den Teil meines

Rückens, den das Kleid nicht bedeckte. »Oh, nein, Sir. Das war immer schon *meine* Stammkneipe.« Es ging hier schließlich um Beanspruchen. Darum, sich etwas zu Eigen zu machen.

»Na gut. Aber was machst du heute hier, Süße? Was suchst du?«

Einen Schritt näher, einen weiteren Schritt weg von meiner Vergangenheit und hin zur erregenden, gefährlichen Zukunft – in die enge, erstickende Gegenwart, die mich umklammert hält. »Sie.« Ein Lachen, das gar nicht nach mir klang. Ein Lachen und ein Blick unter den Wimpern hervor, der verschämt wirken, mein Vertrauen in deine Kraft offenbaren sollte. »Ich habe auf Sie gewartet.«

Kein weiteres Wort mehr, nur dein fester Griff um mein Handgelenk, als du mich zum Lieferwagen geführt hast. Das melodische Klirren des Schlüssels im Schloss, das Klicken der Tür, die sich öffnete, um mich zu verschlingen. Deine Hand an meinem Hintern, die mich auf den Sitz schob. Und dann Stille. Die Erde schien sich langsamer zu drehen, als du um den Lieferwagen herumgingst und auf der Fahrerseite einstiegst.

»Du hast also auf mich gewartet«, sagtest du leise, als der Motor ansprang und wir vom Parkplatz fuhren. »Was weißt du denn über mich?«

Ich hielt den Kopf gesenkt, starrte in meinen Schoß, um zu sehen, ob die Feuchtigkeit vielleicht schon durch Höschen, Strumpfhose, Unterrock und den schwarzen Jerseystoff gedrungen war. »Ich weiß …« Ein Herzschlag. »Ich weiß, was Sie tun.«

Nimm mich. Besitz mich. Entdecke mich neu.

Jetzt lachtest du, jetzt fandest du etwas komisch, das gar nicht komisch war.

»Soso, das weißt du? Woher denn?«

Wir bogen von der Hauptstraße nach links ab, in die kurvigen Straßen des angrenzenden Wohngebiets. Es ist keine schöne Gegend, aber die meisten Leute, die ins Old Joe's kommen, wohnen hier. Wohnhäuser mit verfallenen Backsteinfassaden und kleine, vergessene Bungalows, die nicht so viel Platz brauchen, dass sie irgendwem im Weg wären. Zwischen den Häusern sind Wäscheleinen gespannt, und daran hängen zerschlissene, bunte T-Shirts und Jeans im Wind, wie kaputte, vergessene Drachen, die sich in den Bäumen verfangen haben.

»Woher weißt du das?« Beim zweiten Mal klang deine Stimme düsterer, und ich erkannte sofort, dass du eine Antwort erwartest, wenn du eine Frage stellst.

»Von Trinket«, murmelte ich – das war der Spitzname der Bardame, Katarina. »Trinket hat mir von Ihnen erzählt und von den Dingen, die sie mit Ihnen gemacht hat. Die Sie mit ihr gemacht haben.«

»Hat sie es dir auch gezeigt?«

»Ja« – ein Zögern –, »Sir.«

»Hat sie dir alles gezeigt?«

Ein bebendes Kopfnicken und dann wieder: »Ja, Sir.«

»Und trotzdem willst du noch mit mir zusammen sein?«

»Nein, Sir. Ich will … Ihnen gehören.«

»Aha«, sagtest du, und in deiner Stimme klang ein Lächeln mit. Ich hörte es, obwohl ich nicht aufzublicken wagte. »Aber, Süße, das ist dasselbe. Wenn du mit mir zusammen bist, gehörst du mir auch. Das ist schließlich der Sinn der Übung.«

Das hatte mir die Tätowierung auf Trinkets Rücken schon offenbart, die ineinander fließenden Farben, die verschlungenen Muster. Das Schloss in der Mitte, in das das Wort »Sklavin« förmlich hineingeschnitzt war. Es war mehr als nur eine Auszeichnung, dir zu gehören – es war eine Verpflichtung auf Lebenszeit.

Wir hatten dein Studio erreicht, eine umgebaute Garage hinter deinem kleinen Haus. Ich hatte natürlich schon davon gehört, war aber noch nie dort gewesen. Man kam nur auf persönliche Einladung dorthin. Es war eine private Veranstaltung, und wer das Codewort nicht kannte, kam nicht hinein. Ich wartete, bis du den Motor ausgeschaltet hattest, zu meiner Seite herüberkamst, um mir die Tür zu öffnen. So bist du. Auch das hatte ich bereits gehört. Du spielst mit Umgangsformen, wie andere Leute mit ihren Haaren spielen oder an ihrer Unterlippe nagen, wenn sie nervös sind. Deine guten Manieren sind wie ein Tic. Du hältst deinen Frauen die Tür auf, rückst ihnen den Stuhl zurecht, und du zahlst jedes Mal. Du zahlst mit Geld, doch die Frauen, mit denen du dich umgibst, zahlen sehr viel mehr.

Deine Hand glitt von meinem Handgelenk zu meinem Unterarm hinauf, und deine Faust schloss sich fest darum, als wolltest du meine Muskeln testen, als würdest du dich fragen, ob ich kräftig genug bin, mich zur Wehr zu setzen. Aber ich hätte mich nicht gewehrt. Das hätte ich dir gern gesagt. Denn jedes Mal, wenn du mich berührt hast, geschah es: Ich fühlte mich neu. Als deine Hände über meine Arme wanderten, sie drückten und wieder losließen, hatte ich das Gefühl, neu geformt zu werden.

Erschaffe mich, wollte ich betteln. *Mach etwas Neues aus mir. Etwas, das dir gehört.*

Du Vasco da Gama der Liebe …

Ich fragte mich, ob wir zuerst ins Haus gehen oder im Studio anfangen würden. Ich wusste, was ich wollte, aber ich würde kein Wort sagen, solange du mir keine Fragen stellen würdest. Auch hier wieder die Regeln, die Vorschriften. Sie sind so wichtig für eine funktionierende Szene. Und unverzichtbar für eine aufkeimende Beziehung. Wie beim Tanzen, beim Twostepp, muss man auch hier zusammenarbeiten. Wenn einer von beiden ausrutscht oder stolpert, kann die Peinlichkeit die neue Liebesbeziehung im Keim ersticken. Jeder gute Tänzer wird das bestätigen: Man muss den Partner beobachten, aus der Art der Berührungen lernen, aus der Miene des Partners, selbst aus dem Rhythmus seines Atems.

Man schaut ihm nie auf die Füße – denn das zerstört den Zauber. Man schaut dem Partner in die Augen, oder man schließt die Augen und schaut in seine Seele.

Und bei dir war da noch etwas anderes, etwas, das über das einfache, triviale Eins-Zwei-Drei, Eins-Zwei-Drei hinausging. Da war etwas viel Dunkleres in deinen tief liegenden Augen, deinen starken Händen, der wissenden Miene, mit der du mich ansahst.

»Trinket hat es dir gezeigt. Aber du hast noch nicht ganz begriffen, stimmt's?«

Ich biss mir auf die Lippen, um mich daran zu hindern, etwas Dummes zu sagen. Du hattest Recht. Ich begriff noch nicht ganz. Mich trieb das Verlangen an, nicht das Wissen.

»Stell mir Fragen«, sagtest du. »Ich will wissen, was du wissen willst. Ich will wissen, was du denkst.«

»Wie viele?«, murmelte ich. Ich erkannte, wie sorgfältig du die Situation arrangiert hattest: Du standst, ich saß, du warst draußen im Freien, ich gefangen im Metallkäfig des Wagens. Alles hatte eine Bedeutung – alles hatte eine neue Bedeutung.

»Wie viele ... Frauen?«, beendete ich die Frage, denn ich wusste, du würdest dir nicht die Mühe machen zu erraten, was ich meinte. Du würdest warten, bis ich konkreter wurde.

»Spielt das eine Rolle?«

Ich überlegte. »Nein.« Es spielte absolut keine Rolle. Ich hatte mich einfach nur aus Neugier gefragt, wie viele der Frauen im Old Joe's, im Sindy's oder im Marlena's Watering Hole dir wohl gehörten. Aber es hatte keinerlei Auswirkung auf mich.

»Nächste Frage.« Deine Hand auf meinem Knie gab mir die Kraft weiterzusprechen.

»Wie lange wird es dauern?«

»Ewig.«

»Ich meine das Kunstwerk.«

»Ewig.«

Ich schüttelte den Kopf. »Das verstehe ich nicht.«

»Ich habe auf dich gewartet. Das verstehst du doch, oder? Ich habe ebenso auf dich gewartet, wie du auf mich gewartet hast. Du wirst mein ewiges Kunstwerk sein. Mein einziges. Die anderen waren nur Training für mich. War es nicht auch so mit dir und ihm?«

Ich nickte. Das hatte ich nicht einmal zu hoffen gewagt. Ich wollte einfach … was wollte ich eigentlich? Ich wollte es einfach nur spüren, das Licht sehen, das in Trinkets Augen leuchtete. Wollte spüren, dass die Erde aufhörte, sich unter mir zu drehen, diese alternative Welt, das Paralleluniversum, wollte gähnen, mich strecken und wieder neu zum Leben erwachen.

»Ja, Sir«, sagte ich leise. »Ja, Sir, das verstehe ich.«

»Willst du das?«

Mit Nachdruck: »Oh, ja. Mehr als alles andere.«

»Gut.« Deine Hand glitt von meinem Knie an meinem Schenkel entlang, hinauf zwischen meine Beine. Dort umfasste sie mich mit einem Druck, den ich nicht gewohnt war. »Du wirst mir gehören«, sagtest du. »Das hier gehört mir.«

Ich nickte. »Jawohl, Sir.«

»Komm mit.«

Ich stieg aus dem Lieferwagen, warf die Tür hinter mir zu und folgte dir zur Garage. Ich sah zu, wie du das Vorhängeschloss und die Kette entferntest, die hölzerne Schiebetür öffnetest und dann einen Schritt zurücktratst, um mir den Vortritt zu lassen. Ich ging vor dir hinein, in völlige Dunkelheit, sodass ich nichts von dem Raum erkennen konnte. Mit einem Klicken hast du das Licht angeschaltet, und der Raum erstrahlte in seiner ganzen modernen Schönheit.

Deine Garage war ein Tätowierstudio. Der Stuhl, die Musterblätter an den Wänden, die Nadeln, die Farben – alles war da, steril und ordentlich. Grinsende Schädel blickten auf mich herab. Rosen rankten sich um Dolche. Tiger stolzierten auf und ab. Schwarze Reihen schimmernder Skelette. Alles von deiner Hand. Alles von der Hand eines Meisters.

»Du wirst nicht selbst aussuchen«, sagtest du beiläufig, während du Nadeln und Farbe zurechtlegtest.

»Ich weiß.«

»Aber du darfst mir sagen, was dir gefällt.«

Ich ging durch den Raum, betrachtete die Wände und versuchte zu entscheiden, welches Bild mir am besten gefiel. Aber weil sie alle von dir waren, war ich nicht in der Lage, eines den anderen vorzuziehen. Alle waren sie von so unmittelbarer Schönheit, verströmten ein inneres Strahlen, ganz anders als die Arbeiten anderer Künstler, die ich bereits in anderen Tätowierstudios gesehen hatte.

»Dir gefällt also gar nichts?«

»Mir gefällt alles.«

Du legtest deine Werkzeuge aus der Hand, kamst zu mir herüber, um mein Gesicht mit den Händen zu umfassen und mich zu küssen. »Du weißt, dass ich davon lebe?«

»Ja.«

»Und dir ist klar, dass ich auch in Zukunft noch andere Leute tätowieren werde?«

»Ja.«

»Aber von jetzt an werde ich nur noch dich mit meinen eigenen Entwürfen tätowieren. Du wirst dir keines der Motive an den Wänden aussuchen. Du wirst dich nicht für Tiger entscheiden oder für Frauen hinter halb offenen Türen. Für dich gibt es keine Raben auf Fensterbänken und keine Bettys in Pin-up-Posen. Ich kreiere Kunstwerke für deinen Körper, für deine Haut, und du wirst die Augen schließen und den Schmerz der Nadel spüren, die sich unter deine Haut bohrt, bis in deine Seele.«

»Ja.«

»Du wirst mir gehören.« Du sahst mich an mit deinen dunklen Augen in deinem dunklen Gesicht. »Nein, du *gehörst* mir bereits.«

Du hast mich zu dem Stuhl geführt und mich dann mit den Lederriemen festgebunden. Dann hast du eine Schere unter mein Kleid und meinen Unterrock geschoben und beides bis zum Hals hinauf aufgeschnitten. Ich erzitterte unter der Berührung des kalten Metalls auf meiner Haut, doch ich hielt so still wie möglich, als du mein zerschnittenes Kleid auseinander geschoben und meine helle Haut freigelegt hast.

Deine Finger prüften jeden Zentimeter meines Körpers, wie ein Maler seine Leinwand prüft, um festzustellen, ob sie auch wirklich gleichmäßig in den Rahmen gespannt ist. Du hast meinen Hals, meine Brüste, meine Rippen gestreichelt. Du hast beide Handflächen auf meinen Bauch gelegt und die Stelle berührt, unter der mein Puls immer noch raste. Du hast deine Hand um meinen Venushügel gelegt, der noch vom Höschen verborgen war, und als du die Feuchtigkeit gespürt hast, die durch das Höschen hindurch an deine Finger drang, hast du gelächelt.

»Wir fangen gleich heute Nacht an«, sagtest du. »Ich werde dir nicht verraten, was ich mache. Und ich arbeite nicht nach bestimmten Vorlagen, sondern nur nach den Bildern, die ich vor meinem inneren Auge sehe.«

»Oh, ja …«

Nimm mich. Besitz mich. Entdecke mich neu.

Du hast die Nadel vorbereitet, die erste Farbe ausgewählt – ein dunkles Blutrot – und dich mir genähert. Und mit deiner Unterstützung habe ich endlich etwas Neues entdeckt. Mit deiner Hilfe habe ich mich selbst neu entdeckt.

Das Blind Date

Du hast gesagt, der Mann wäre genau das Richtige für mich. Genau das, was ich suchte.

»Woher weißt du denn, was ich suche?«, fragte ich.

»Vertrau mir«, sagtest du augenzwinkernd. »Ich weiß es.« Und dann fügtest du lächelnd hinzu: »Manchmal gibt es nichts Besseres als ein Blind Date. Der Reiz der Vorfreude. Die Aussicht, dass etwas Großartiges passieren kann.«

Ich atmete tief durch und dachte darüber nach. Ich hatte schon eine ganze Weile keine Verabredung mehr gehabt. Zumindest keine richtige. Ich hatte eine wilde Zeit hinter mir, hatte mich vielleicht ein bisschen zu viel in den einschlägigen Bars herumgetrieben, war in fremden Betten aufgewacht, hatte mich weggeschlichen, wenn die Besitzer dieser Betten noch schliefen, und dann gleich damit begonnen, die Aktivitäten des vergangenen Abends zu analysieren.

»Nur ein Abend«, hast du mir versprochen und dir dabei mit den Fingern das dunkle Haar aus den Augen gestrichen. »Was ist schon ein Abend im Vergleich zu deinem ganzen Leben?«

»Na gut«, sagte ich, eigentlich nur, weil ich wollte, dass du endlich Ruhe gibst. Wenn du dich einmal in eine Idee verbeißt, lässt du nicht so leicht wieder locker. Aber als ich mich an diesem Samstagabend umzog, musste ich doch feststellen, dass ich aufgeregt war. Nervös, mit Schmetterlingen im Bauch. Ich widmete mich ganz besonders sorgfältig meinem Make-up und legte den neuen, goldenen Eyeliner auf, den ich aus einer Laune heraus gekauft hatte. Das gab meinen dunklen Augen etwas von Kleopatra und sah recht sexy aus. Ich bürstete mein dichtes schwarzes Haar, bis es einen leichten bläulichen Schimmer annahm.

Dann stand ich da in meiner schwarzen Spitzenunterwäsche und quälte mich mit der Kleiderfrage. Schließlich entschied ich mich für ein dunkelrotes Kleid, das ich noch nie getragen hatte und das mich schon lange spöttisch aus meinem Kleiderschrank angrinste. Dann zog ich die roten Highheels an, die ich mir damals dazu gekauft hatte.

Als ich gerade Parfüm auf die Handgelenke tupfte – einen Duft mit dem schönen Namen »Curve«, den ich hauptsächlich wegen des Flakons gekauft hatte –, klingelte es an der Tür. Ich lächelte meinem Spiegelbild noch einmal im Garderobenspiegel zu und öffnete die Tür, um mein Blind Date kennen zu lernen.

Ich muss zugeben, dass ich nicht gleich begriff, als ich dich dort stehen sah. »Was gibt's denn?«

»Bist du fertig?«, fragtest du und gingst an mir vorbei ins Wohnzimmer. Du hattest einen riesigen Blumenstrauß im Arm, und dein schlanker, durchtrainierter Körper war in eine Lederhose und eine Lederweste gehüllt. Ich folgte dir und sah zu, wie du es dir auf meinem Sofa gemütlich machtest. Du hast da schon so oft gesessen, doch diesmal kamst du mir vor wie ein Fremder.

»Wen hast du denn erwartet?«, fragtest du, und ich fühlte mich wie die letzte Idiotin.

»Ach …«, stotterte ich. »Dich natürlich. Dich. Ich wusste doch gleich, dass du es bist.« Und vielleicht lag es ja daran, dass ich immer weiter geplappert habe. Jedenfalls bist du aufgestanden, hast mich um die Taille gefasst und mir mit deinen Lippen den Mund verschlossen. Was auch immer der Grund war, der Kuss tat seine Wirkung. Er brachte mich zum Schweigen, und mein Körper erwachte in deinen Armen zum Leben, während meine Stimmbänder den Dienst versagten.

Du hast dich wieder von mir gelöst und gesagt: »Du weißt doch, dass ich der Richtige für dich bin. Denk mal darüber nach – ich ziehe dir solange das Kleid aus.« Ich blieb regungslos stehen, während du den Reißverschluss geöffnet, meinen BH aufgemacht und meine Strapse gelöst hast. Ich dachte daran, wie viel Spaß wir immer miteinander hatten und dass wir die Sätze des anderen beenden konnten wie ein altes Ehepaar. Dann hörte ich auf zu denken, denn du hast mich über das Sofa gelegt und deine Lederhose aufgemacht. Ich spürte das Leder an meiner nackten Haut, und dann hast du deinen Schwanz, der nur allzu willig war, in mich hineingestoßen.

Ich krallte mich in die Sofakissen, um nicht das Gleichgewicht zu verlieren, doch davon wolltest du nichts wissen. Du hattest offensichtlich beschlossen, mich immer weiter zu überraschen. Und so hast du nach meinen Handgelenken gegriffen, mir die Arme auf den Rücken gezogen und beide Handgelenke mit einer deiner großen Hände umfasst. Ich habe mich nicht allzu stark zur Wehr gesetzt, nicht einmal, als ich die Handschellen spürte, die sich um meine Handgelenke legten und sich mit einem klickenden Geräusch schlossen. Du warst gut vorbereitet.

»Nimm das«, hast du gesagt. »Du verdienst es … für die vielen Male, die du mir von deinem nuttigen Verhalten erzählt hast. Für die vielen Male, die du mich gezwungen hast, dir zuzuhören, anstatt mich endlich das tun zu lassen, was wir zwei schon vor langer, langer Zeit hätten tun sollen.« Gefesselt wie ich war, blieb mir keine andere Wahl. Aber ich wollte auch keine andere Wahl. Ich fühlte deine Stöße in den tiefsten Winkeln meines Körpers und genoss es. Jeder Stoß war vollkommen.

»Jetzt brauchst du dich nicht mehr nach Hause zu schleichen«, sagtest du.

Ich zitterte, konnte nicht antworten.

»Jetzt musst du meinen Anblick ertragen, jeden Morgen, in unserem Bett.«

Du wusstest genau, wie ich berührt werden wollte, und deine harte Hand landete fest und nachdrücklich auf meinem Hintern. Mehrmals, im selben Rhythmus, in dem du mich ficktest.

Du hast in vielen Dingen Recht. Deswegen warst du ja auch immer mein engster Vertrauter. Auch mit uns hattest du Recht. Bei uns passt alles zusammen, unsere Körper und unsere Sehnsüchte. Du bist auf mir geritten, hast mich an das Sofa gedrückt, hast mir wehgetan und mich gleichzeitig zum Orgasmus gebracht. Es war himmlisch. Und danach, mitten in das wohlige, warme Gefühl hinein, hast du deine weisen Worte wiederholt: »Manchmal gibt es nichts Besseres als ein Blind Date.«

Und weil ich jetzt wusste, dass du Recht hattest, lächelte ich nur.

Es steht dir gut

Mancher Mann würde in so einer Aufmachung albern aussehen. Du nicht. Im Gegenteil, du siehst heiß darin aus und bereit, wie eine reife Frucht. Als du aus dem Schlafzimmer kommst, in dem schwarzen Korsett, das ich dir gekauft habe, den halterlosen Netzstrümpfen und den spitzen Highheels, kann ich nur daran denken, dass ich dich vögeln will. Aber ich schaffe es, mich zurückzuhalten, zwinge mich dazu, es langsam anzugehen. Ich sehe die Bilder schon vor meinem geistigen Auge. Ich sehe, wie ich mich an deinen Körper schmiege. Das zarte, weiche, teure Material an meiner Haut spüre und zwischen all der Spitze, oberhalb der Strümpfe, unter dem seidigen Stoff, deine Haut. Ich will mit den Fingern das Stoffhindernis überwinden und dich berühren. Dich einfach nur berühren. Und dann will ich dich vornüber beugen, dir das Spielzeug präsentieren, das ich mir umgeschnallt habe, und dir zeigen, wie es ist, genommen zu werden.

Du bist bereit dafür, nicht wahr? Du bist bereit, das zu erleben.

Mit einer Hand machst du mir vorsichtig ein Zeichen, zu dir zu kommen, und ich folge dir ins Schlafzimmer und setze mich auf den Bettrand, versuche, dich ganz mit den Augen zu verschlingen. Aber das ist gar nicht so leicht, denn ich weiß nicht, wo ich zuerst hinschauen soll.

Dein Haar ist von einem so hellen Blond, dass es im Sonnenlicht fast weiß aussieht. Hier, in unserem spärlich beleuchteten Zimmer, wirkt es wie eine blasse Wolke. Und dazu deine sonnengebräunte Haut, deine blauen Augen und deine süßen, vollen Lippen – ich finde dich einfach zum Anbeißen.

»Das ist schon irgendwie komisch …«, sagst du und deutest auf dein Spiegelbild, das der große Spiegel in der Kleiderschranktür zurückwirft. Mag sein. Vielleicht hast du dich ja nie zuvor so hübsch gesehen, und jetzt weißt du nicht, wie du mit dem Anblick umgehen sollst. Aber heute verwirklichen wir meine Fantasie, und du hast mir versprochen, dass ich dich ausstaffieren darf, wie ich will. Und du tust das ja nicht nur, weil du so ein netter Mensch bist; du weißt, ich werde dasselbe für dich tun, wenn du an der Reihe bist. Wenn du bestimmen darfst, kannst du mich in die Kostüme deiner dunkelsten Träume stecken. Du darfst mich wie eine Prinzessin anziehen, mit durchscheinendem, weißem Kleid und Petticoat. Oder wie eine Nutte auf dem Straßenstrich, in billigen Lackklamotten und schenkelhohen Stiefeln. Du darfst mich nackt zu einem Rocksong aus deiner Highschool-Zeit für dich tanzen lassen, zu irgendwas von Led Zeppelin oder Pink Floyd.

Aber jetzt bin ich dran. Als ich mich dir nähere, mich hinter dich stelle und dich berühre, merke ich, dass du gar nichts dagegen hast. Woran ich das wohl merke? Ich sehe, wie dein Schwanz das enge schwarze Satinhöschen ausbeult. Ein Schwanz und ein Höschen. Man sollte nicht glauben, dass diese beiden Dinge zusammenpassen. Aber das tun sie. Und wie. Ich habe selten etwas Erotischeres gesehen als deinen Schwanz, umhüllt von diesem zarten Höschen. Er drückt sich gegen den weichen Stoff, fordert Aufmerksamkeit.

Und ich weiß jetzt ganz genau, was ich tun will – was ich tun muss –, und du wirst mich nicht davon abhalten, da bin ich ziemlich sicher. Ich frage nicht lange, sondern knie mich hin, während du den Blick nicht von mir lässt, und gleite mit den Händen an deinen bestrumpften Beinen entlang. Die Netzstrümpfe fühlen sich wunderbar an unter meinen Händen. Ich habe selbst schon solche Strümpfe getragen, aber ich wusste nicht, wie sie sich von außen anfühlen. Jetzt kann ich verstehen, warum sie so erotisch sind. Ich sehe deine Beine, kann deine Haut berühren, und trotzdem ist da noch eine Grenze zwischen uns. Ich streichele dich weiter, und schließlich wandert meine Hand hinauf zum Höschen.

Wenn du eine Frau wärst, wäre dein Höschen jetzt schon ganz feucht in der Mitte. Ich könnte den Nektar deiner Erregung spüren und schmecken. Aber du bist ein Mann, und dein harter Schwanz zeichnet sich verlockend unter dem Stoff ab.

Wie steif er ist.

Ich drücke meine Lippen durch den Satinstoff an deinen Schwanz und fahre mit der Zunge daran entlang.

»Oh, ja«, stöhnst du und klingst dabei genau wie der Mann, den ich kenne. Wie der Mann, mit dem ich lebe, mit dem ich schlafe und in dessen Arme ich mich kuschele. Wie der Mann, für den ich mich nach vorn beuge, auf dem ich reite und dem ich einen blase. Aber wenn ich dich anschaue, dich in dieser Verkleidung sehe, bist du doch ein anderer. Meine Frau. Meine Mann-Frau. Mein Spielzeug.

Ich will dich in meinem Mund haben, und außerdem will ich dich aufs Bett werfen und ficken. Dich ganz einfach ficken. Selten stand mir eine Vorstellung so klar vor Augen. Und obwohl wir ein solches Spiel noch nie gespielt haben, weiß ich trotzdem irgendwie, wie es sich anfühlen wird. Ich werde die Führung übernehmen und dich durch meine Macht zum Orgasmus bringen. Und obwohl ich nichts lieber tun will, als sofort auf diese Ziellinie zuzusprinten, zwinge ich mich doch, langsam vorzugehen, den Abend so lang wie möglich werden zu lassen. Für mich ist das wie ein Geschenk. Du bist wie ein Geschenk für mich, verpackt in das schimmernde Papier, das ich mir ausgesucht habe. Also muss ich mir jetzt Zeit lassen. Ich lecke durch das Höschen hindurch an deinem Schwanz und mache den Stoff dort nass, wo du ihn nicht nass machen kannst. Du seufzt auf, und das treibt mich noch weiter an. Ich öffne den Mund, befeuchte meine Lippen und nehme deinen vom Satinstoff umhüllten Schwanz so weit wie möglich in den Mund. Du versuchst, mir zu helfen, schiebst gierig die Hüften vor und flehst mich mit deinem Körper an, dir die Berührung zu gewähren, nach der du dich so sehnst.

Aber ich habe es gern, wenn die Dinge anfangs noch verhüllt sind. Wenn ich von dir mit der Zunge verwöhnt werde, genieße ich die Augenblicke vor der Enthüllung am meisten. Wenn du mich durch mein Höschen hindurch leckst, deinen Mund an den Satin-, Spitzen- oder Seidenstoff presst, dann habe ich das Gefühl, wahnsinnig zu werden, wenn ich nicht sofort deine Zunge an meinem nackten Fleisch spüre. Und dieses Gefühl gebe ich dir jetzt, so lange, bis mir scheint, dass du gleich schreist.

Erst dann strecke ich die Hände aus, fasse unter den Bund und ziehe das Höschen nach unten. Währenddessen denke ich daran, wie es sich anfühlt, wenn du mir das Höschen ausziehst. Wenn du dich im Bett auf mich setzt und mein Höschen über die Schenkel nach unten ziehst, bebe ich in Erwartung dessen, was gleich passieren wird. Genauso bebst du jetzt. Und ich spüre besonders intensiv, dass ich unter meiner

Jeans einen Strap-on trage, dass dort mein eigener Schwanz wartet und sich an meinem Körper erwärmt. Es kommt mir vor, als würde dieses sexy Spielzeug tatsächlich immer größer. Ich weiß, das ist alles nur Einbildung, aber ich fühle ihn wachsen, als wäre dieser künstliche Schwanz tatsächlich ein Teil von mir.

Vorsichtig streifst du das aufreizende Höschen ab, und dann stehst du vor mir, dein Schwanz pulsiert, hoch aufgerichtet, und du wartest. Wie gut du dich für mich benimmst! Ich weiß, dass du mich jetzt eigentlich aufs Bett werfen und mich gnadenlos ficken willst. Aber es ist meine Nacht, und ich entscheide. Deine Augen drücken dein drängendes Verlangen aus, aber du wartest, mir zum Gefallen. Braver Junge, denke ich, als ich dich zum Bett führe. Süßer Junge, denke ich, als ich dir bedeute, dich auf dem Bauch aufs Bett zu legen. Ich gleite an deinem Körper nach unten, lecke vom Nacken aus den Rücken entlang, überall dort, wo deine Haut unter dem Korsett hervorschaut. Ich lecke auch noch weiter, als ich deine Pobacken erreiche, und dann schiebe ich sie auseinander und lecke dich dazwischen.

Du seufzt wieder auf, und ich bearbeite dich ein wenig stärker. Es gefällt mir, wie du die Hüften von der Matratze hebst. Ich weiß, wie ich selbst in dieser Stellung aussehe. Einmal haben wir beim Vögeln die Videokamera laufen lassen, deshalb kenne ich meine eigenen Bewegungen ganz genau und weiß, dass mein Körper einen eigenen Willen hat. Und auch deiner hat einen eigenen Willen: Er will sich jetzt aufbäumen, sich öffnen und mich tief in sich hineinlassen.

Als ich es schließlich nicht mehr aushalte, als ich es wirklich keine Sekunde länger aushalte, öffne ich meine Hose und hole meinen Schwanz heraus. Du kannst ihn nicht sehen, aber ich weiß, dass du hörst, wie ich das Gleitmittel in die

Hand drücke und es dann auf meinem Schwanz verteile. Ich liebe meinen Schwanz. Das ist das Allermerkwürdigste daran. Ich liebe es, ihn anzufassen, mir vorzustellen, wie er sich über deinen nackten Hintern ergießt, wenn ich ihn nur richtig bearbeite. Natürlich ist das unmöglich – aber du wirst dich heute auf jeden Fall ergießen, und der Grund wird dieses wundervolle Spielzeug sein.

Vorsichtig platziere ich die Eichel zwischen deine Pobacken. Ich höre, wie du nach Luft schnappst, als wolltest du »Nein« sagen, »Stopp« oder »Nicht«. Aber du sagst gar nichts. Du hältst einfach still und atmest hörbar, wartest darauf, dass ich weitermache. Also mache ich weiter. Ich schiebe die Eichel meines Schwanzes in dich hinein, verlagere dann mein Gewicht auf die Fersen und ziehe sie wieder heraus. Du stöhnst und zeigst mir damit, dass ich es richtig mache. Also schiebe ich ihn wieder hinein, diesmal ein bisschen tiefer, und du wendest das Gesicht ab und gibst ein leises Wimmern von dir. Und das löst tatsächlich etwas in mir aus. Dieser kleine, hilflose, drängende Ton bringt mich dazu, deine Hüften zu umfassen und richtig loszulegen. Jetzt bin ich wie eine Maschine. Ich bewege mich auf und ab in dir und stelle fest, dass auch meine Hände sich jetzt wie von selbst bewegen. Meine Handfläche landet auf deiner nackten Pobacke und hinterlässt einen brennenden, pflaumenfarbenen Abdruck. Dann schmücke ich auch die andere mit einer ähnlichen Verzierung.

Das Geräusch der Schläge gefällt mir, ebenso wie die Geräusche, die du von dir gibst, und ich bearbeite dich weiter, bis ich spüre, dass du gleich kommen wirst. Soll ich jetzt aufhören? Dich umdrehen und mich auf dich setzen? Nein. So soll es nicht sein. Ich ficke dich weiter, bis du dich in die Matratze ergießt. Erst dann streife ich den Strap-on ab, drehe dich um und bringe meine Muschi an deine Lippen. Du bist immer noch gierig und erregt und lässt deinen aufgestauten Gefühlen freien Lauf und leckst meinen Kitzler. Die raschen, kreisenden Bewegungen deiner Zungenspitze bringen mich in Sekundenschnelle so weit. Ich dränge mich an dich, so wie du dich an die Matratze gedrängt hast, und lege meine Hände flach an die Wand vor mir, um das Gleichgewicht zu halten.

Als ich komme, leckst du weiter, denn du weißt, dass ich noch einmal kommen werde, wenn du mich mit den richtigen Bewegungen weiter antreibst. Aber diesmal lehne ich mich nach hinten, umfasse deinen Schwanz mit einer Hand und bearbeite ihn so lange, bis er wieder steif ist. Jetzt will ich gefickt werden. Ich will, dass du mich fickst.

Doch das kannst du nicht, solange du noch dieses Frauenkorsett trägst. Du reißt es dir vom Leib, und erst dann übernimmst du die Führung und fickst mich so heftig, dass ich aufschreie. Ich weiß nicht, was heute Nacht passiert ist, was uns in diese zwei wilden Tiere verwandelt hat, und ich habe auch gar nicht die Muße, darüber nachzudenken. Ich genieße es ganz einfach, dass wir so völlig außer Rand und Band sind. Wir kommen gleichzeitig und sinken dann ineinander verschlungen in uns zusammen.

Nackt liegen wir auf dem Bett, und du schaust mich mit verklärtem, glücklichem Blick an. Der befriedigte Blick einer Geliebten, die großartig gefickt worden ist. Der Widerschein meines eigenen Blicks, da bin ich mir sicher. Und ich kann nur eines sagen, Baby: Es steht dir gut.

Der Barkeeper

Ich weiß, es ist albern und noch dazu irgendwie zu hip, zu sehr im Trend: Aber ich habe eine Schwäche für Männer, die Zigarre rauchen. Anfangs dachte ich, das wäre reines Machogetue. Und bei manchen ist es das sicher auch. Aber eines Abends, im Regular Cat, sah ich, wie du dir eine angezündet hast. Und deine Lippen, die diese Zigarre umschlossen, haben etwas in mir ausgelöst. Mein Herz schlug schneller. Ich ging hinüber, bestellte noch ein Bier, und während du es eingeschenkt hast, habe ich tief eingeatmet, die seltsame Mischung aus deinem Aftershave und dem Zigarrenrauch in mich eingesogen.

»Darf ich mal probieren?«, fragte ich. »Dir scheint das Ding ja zu schmecken.«

»Klar«, sagtest du, nahmst die Zigarre aus dem Mund und gabst sie mir. Das Endstück war feucht von deinem Speichel. Doch das war mir egal, denn ich hätte auch gern noch andere Körperflüssigkeiten mit dir ausgetauscht. Ich nahm die Zigarre zwischen die Lippen und zog daran. Sie schmeckte bitter, ganz anders als die Zigaretten, die ich rauche, aber ich fand sie gar nicht so schlecht. Ich muss allerdings zugeben, dass sie mir zwischen deinen Lippen besser gefiel.

Vielleicht war mir ja der Zigarrenrauch zu Kopf gestiegen, denn ich fühlte mich plötzlich leichtsinniger, als ich sonst bin, selbstsicherer. Ich gab dir die Zigarre zurück, legte den Kopf zur Seite und musterte dich eingehend. Dein kurzes schwarzes Haar ist wie ein Pelz. Deine Augenfarbe wechselt ständig zwischen Schwarz und Braun, und deine Haut hat einen dunklen, warmen Kastanienton.

»Willst du vielleicht noch was anderes probieren?«, fragtest du, und ich lächelte.

»Wann hast du Feierabend?« Ich sprach leise, nicht richtig unterwürfig, aber auch nicht weit davon entfernt. Du hast etwas Ehrfurchteinflößendes an dir. Dein rauer Charme liegt ganz auf meiner Linie.

»Wann habe ich Feierabend?« Du hast die Worte langsam und genüsslich wiederholt. Dann hast du Kelly, deiner Kollegin hinter der Theke, einen Blick zugeworfen und dann wieder mich angeschaut. »Tja, Süße, wenn ich's mir recht überlege, habe ich jetzt Feierabend.«

Du konntest dir das erlauben, denn du bist nicht einfach nur ein Barkeeper. Die Bar gehört dir, und deswegen war es auch kein Problem für dich, gegen die Nichtrauchervorschrift zu verstoßen oder einfach deine Schicht zu unterbrechen.

Du kamst hinter der Theke hervor, nahmst mich bei der Hand und führtest mich in das Privatbüro, das sich hinter einer holzgetäfelten Tür verbirgt. Kaum war die Tür hinter uns zugefallen, lag ich auch schon in deinen Armen, und wir bewegten uns, als würden wir tanzen, obwohl keine Musik zu hören war. Man hörte nur die Stimmen der anderen Gäste – die nicht so viel Glück hatten wie ich –, ohne dass man einzelne Wörter verstehen konnte. Vielleicht hast du ja zu diesem Stimmengewirr getanzt. Du hast deinen Körper an meinem bewegt, deine Brust, Hüften und Schenkel fest an mich gedrängt, als wolltest du mich die gestählten Muskeln spüren lassen, die von der engen Hülle deiner verwaschenen Jeans umschlossen wurden. Als wolltest du mich spüren lassen, wie hart du warst, dass sich unter dem Jeansstoff nichts als harte, straffe Haut befand.

Ich zog dir das Hemd aus und enthüllte deine seidig-glatte Haut. Dann beugte ich mich zu deinen Brustwarzen hinab, küsste sie. Ich ließ meine Zunge langsam über deinen Bauch bis zum Bund deiner Jeans gleiten. Du hast mir dabei geholfen, dir die verwaschene 501 auszuziehen, dann hast du dich mit gespreizten Schenkeln auf deinen Schreibtisch gesetzt. Ich ließ mich vor dir auf die Knie sinken und bediente dich mit dem Mund.

Du hattest bereits einen beeindruckenden Ständer, aber dein Schwanz wurde noch steifer, als ich ihn mit meiner Zunge und meinen Lippen liebkoste und reizte, bis er ganz und gar zum Spiel bereit war. Ich ließ mich von meinem Instinkt leiten und merkte schnell, dass ich auf dem richtigen Weg war, denn du hast gestöhnt, dich auf dem Tisch nach hinten gelehnt, deine Beine noch weiter gespreizt und mir Zugang zu der Öffnung zwischen deinen Pobacken gegeben.

Erst wusste ich nicht recht, was ich tun sollte. Doch dann begann ich, mit einem feuchten Finger die Rosette zu liebkosen, während ich dich weiter mit der Zunge verwöhnte. Als ich das tat, hast du mein Haar gestreichelt und mit deiner verführerischen Stimme meinen Namen gemurmelt. Erst leise, dann immer lauter und lauter, denn jetzt fand ich den Rhythmus, der dir gefiel, und dann habe ich dich gefickt, mit zwei Fingern in deinem Hintern und einer Hand an deinem Schwanz. Du hast die Hüften nach vorn gestoßen, schon fast dem Orgasmus nahe, hast dann wieder nachgelassen und schließlich den Höhepunkt erreicht.

Als du fertig warst, hast du mir einen trägen, intensiven Blick voller Lust zugeworfen. Dann hast du auf die schwarze Lederjacke gedeutet, die an einem Haken an der Tür hing. »Hol mir doch noch eine aus der Tasche«, hast du gesagt, mit diesem subtilen Charme, den du immer ausstrahlst. Ich hätte alles für dich getan. Ich stand auf, ging mit wackligen Knien hinüber und durchsuchte die Jackentaschen. Schließlich zog ich aus der Innentasche eine Zigarre hervor, zündete sie an und reichte sie dir.

Und das ist meine schönste Erinnerung an dich: Du liegst auf dem Rücken, die Beine immer noch gespreizt, dein Körper von Schweiß bedeckt, spitzt die Lippen und bläst silbrige Rauchringe zur Decke empor.

Eine heiße Nacht

Wenn ich Geburtstag habe, gehst du immer ganz romantisch mit mir aus. Ich brauche an nichts zu denken, mich nicht zu entscheiden und keine Alternativen gegeneinander abzuwägen. An diesem Tag gibt es nur uns beide und die Unternehmungen, die du für uns geplant hast. Und obwohl ich eigentlich sehr emanzipiert bin und genau weiß, was ich will, genieße ich deine Überraschungen. Mich in deine Hand zu geben, dir blindlings zu folgen und mich durch einen Abend führen zu lassen, an dem ich nichts weiter tun muss, als auf die nächste Überraschung zu warten.

Wir beginnen den Abend vor dem Mann's Chinese Theater in Hollywood, wo die Stars ihre Hand- und Fußabdrücke im Asphalt hinterlassen haben. Auf unserer Reise in die Filmgeschichte stellen wir fest, dass die meisten Filmstars zwar unglaublich kleine, zierliche Füße hatten, dass dafür aber die Pfennigabsätze meiner Pumps in die meisten der kleinen Absatzabdrücke hineinpassen. Ich tue so, als wäre ich eine dieser hinreißenden Schauspielerinnen und würde mich nach vorn beugen und meine Hände in das feuchte Zementgemisch drücken. Die Kälte der Unsterblichkeit. Du folgst meinem Beispiel und legst deine großen Hände in die Handabdrücke der Filmstars einer anderen Generation. Mir fällt auf, wie groß deine Hände sind, und ich sehe, wie du lächelst, als ich dir das sage. Aber mir entgeht, dass du mir damit einen Hinweis gibst. Ich bin viel zu vertieft in die Freude, mit dir zusammen zu sein, und begreife nicht, dass das nur ein Vorgeschmack zukünftiger Freuden ist.

Mit einem verschmitzten, verführerischen Lächeln führst du mich zurück zum Wagen, und schon bald sind wir wieder unterwegs, fahren den neonhellen Sunset Boulevard entlang. Er mag ja nur ein müder Abklatsch des Sunset Strip in Las Vegas sein, aber mir genügt er völlig. Ich habe keine Ahnung, wo du mit mir hinfährst, doch du bist offenbar der Ansicht, ich müsste es wissen. Deinen Bemerkungen nach zu urteilen glaubst du sogar, dass ich die Hinweise längst verstanden haben müsste, wenn ich nur besser aufgepasst hätte.

Aber ich bin heute Abend ein bisschen schwer von Begriff, und während du noch von den Handabdrücken redest, die wir eben gesehen haben, verliere ich mich in meiner eigenen kleinen Welt. Ich bin so glücklich, neben dir zu sitzen, dass ich zuerst nicht einmal merke, wo wir sind, als du den Wagen vor einem exklusiven Geschäft für Sexspielzeug parkst. Ich schaue auf das Ladenschild, dann schaue ich dich an, und meine Erregung wächst. Eine Mischung aus süßer Romantik und schmutzigem, sündigem Sex: Du kennst meine Fantasien offenbar ganz genau.

Gemeinsam betreten wir den Laden und betrachten die Exponate um uns herum mit demselben Interesse, mit dem wir vorher noch Touristen gespielt haben. Wir befühlen und streicheln, sagen »Oh!« und »Ah!«, vergleichen Größe und Aufmachung. Ich nehme die anderen Kunden wahr und bemerke, dass die meisten von ihnen – anders als wir, die wir wie zufällig beim Ausgehen hierher geraten sind – sehr klare Vorstellungen haben. Sie fackeln nicht lange, sondern suchen gezielt das Objekt, das sie haben wollen. Ich weiß beim besten Willen nicht, warum ich nicht auf die Idee komme, du könntest auch noch etwas anderes im Sinn haben. So unschuldig bin ich sonst gar nicht. Und trotzdem begreife ich nicht, auch nicht, als du zur Kasse gehst und etwas in der Hand hältst: ein Ehrfurcht einflößendes Paddle. Bin ich tatsächlich so schwer von Begriff?

Die Verkäuferin lächelt uns freundlich an, als sie deinen Einkauf verbucht. »Das ist das Beste auf dem Markt«, erzählt sie. »Unser ganz großer Verkaufsschlager.« Dann schaut sie mich an und sagt: »Da kann sich wohl jemand auf eine heiße Nacht freuen.«

Und sie hat Recht. Dieser Jemand bin ganz offensichtlich ich. Jetzt verstehe ich. Jetzt begreife ich endlich alles, und ich stelle mir die Abdrücke vor, die deine Hände auf meinem nackten Hintern hinterlassen werden, bevor du unser frisch erworbenes Sexspielzeug einsetzt. Und wenn du mich dann fickst, werde ich reif, wund und rot sein – das steht mir jetzt so klar vor Augen wie die Abdrücke der im Zement verewigten Hände.

Als wir das Geschäft verlassen, ist mein Höschen schon ganz feucht. Ich könnte es ausziehen und auswringen, dann würdest du sehen, wie mein Nektar in kleinen Tropfen auf den Asphalt regnet. Aber das tue ich nicht. Ich gehe unterwürfig zum Auto zurück, warte, bis du mir die Tür öffnest, und will in den Wagen steigen. Doch du überraschst mich erneut. Heute geht es offenbar nur darum, mich zu überraschen. Und ich denke an deine Worte, als du mich abgeholt hast: »Gib dich heute Abend ganz in meine Hände.« Das sollte eigentlich bedeuten: »Ich werde heute Abend Hand an dich legen.« Und das ist schön. Wunderschön. Und jetzt steigst du zuerst ins Auto, ziehst mich quer über den Sitz und legst mich übers Knie. Du schiebst meinen Rock nach oben und liebkost durch das Höschen hindurch meine Pobacken. Und dann ziehst du das Höschen hinunter und lässt mich den ersten, überraschenden Schlag spüren.

Ich seufze auf und winde mich, und es ist mir egal, ob uns jemand sieht, ob die Passanten vielleicht mitbekommen, dass hier einem unartigen Mädchen der Hintern versohlt wird. Ich denke nur an die Abdrücke, die deine Hand hinterlässt. Süße, wundervolle Abdrücke auf meinem nackten, bebenden Hintern. Und ich denke an das Paddle, das meine brennende Haut küssen wird, sobald du mit den einleitenden Schlägen mit der Hand fertig bist.

Als ich schon ganz erhitzt und feucht bin, greifst du nach dem Paddle und lässt es mich spüren. Ein unheilvolles Pfeifen ertönt, als du damit ausholst. Beim ersten Schlag schnappe ich nach Luft. Das ist etwas völlig anderes als Schläge mit der flachen Hand. Dieses Instrument gibt nicht nach. Es liebkost mich nicht nach dem Schlag. Da ist nichts als die Härte dieses kraftvollen Spielzeugs an meinem reifen, willigen Hintern. Ich kann dir gar nicht sagen, wie sehr mir das gefällt.

Wer hätte das ahnen können?

Du, das erkenne ich jetzt. Du hast es geahnt. Du hast es gewusst. Noch vor mir. Ohne dass ich diese Fantasie je in Worte gefasst hätte, hast du verstanden.

Mit leiser Stimme befiehlst du mir zu zählen. Laut zu zählen. Ich höre mich Zahlen stammeln, doch da sagst du plötzlich: »Nein. Das war nur zur Probe. Jetzt geht es richtig los. Wenn du dich verzählst, fangen wir wieder von vorne an. Also hör auf mich, mein Schatz, und konzentrier dich. Es ist in deinem eigenen Interesse. Konzentrier dich.«

Und ich denke an die Verkäuferin und stelle fest, wie Recht sie hatte: Ich kann mich auf eine heiße Nacht freuen.

Das allerletzte Mal

Als ich hereinkomme, sehe ich dich sofort. Mit großen Augen starre ich dich an, als ich mich in die Schlange stelle, um zu zahlen und mich umzuziehen. Du lehnst an der Wand gegenüber, nackt bis auf ein Paar Boxershorts. Du hast trainiert, siehst gut aus. Deine Brustmuskulatur wirkt athletischer als beim letzten Mal, als ich dich gesehen habe, und du hast dir noch ein paar Tattoos mehr machen lassen.

Ich bin ein bisschen erstaunt, dich zu sehen. Ich wusste nicht, dass du auf solche Veranstaltungen gehst. Und dann spüre ich einen Stich in der Magengrube, als ich das Mädchen in deinem Arm sehe. Lieber Himmel, ist die hübsch: rothaarig und vollbusig, mit Sommersprossen und grünen Augen, die ich selbst am anderen Ende des Raumes noch blitzen sehe, trotz der spärlichen Beleuchtung. Sie ist anders als ich, völlig anders. Seit zwei Monaten habe ich dich nicht gesehen. Es tut weh, dich zu treffen. Und nun stehst du Mistkerl mit dem hübschesten Mädchen im ganzen Raum da, und ich bin ganz allein.

»Hallo, willkommen. Macht zwanzig Dollar. Bitte lesen Sie die Vorschriften, und unterschreiben Sie hier.« Ich starre den Geldschein an, die Kassiererin, dich, das Mädchen. Die zwanzig Dollar liegen schwer wie Blei in meiner Hand, und es kommt mir vor, als wäre ich im Begriff, eine Eintrittskarte in die Hölle zu lösen. Wieder schaue ich zu dir hin und habe das Gefühl, ich sollte besser wieder gehen. Aber jetzt siehst du mich auch. Du blickst kurz erschrocken drein, doch dann lächelst du und winkst mir nervös zu, drehst dich um und sagst etwas zu deiner Begleiterin.

»Danke«, sagt die Kassiererin und nimmt mir den Geldschein aus der Hand. »Bitte lesen Sie die Vorschriften, und unterschreiben Sie hier.«

Ich lese, unterschreibe, fange an, mich umzuziehen, schaue dabei immer wieder hoch, um einen Blick auf dich zu werfen, und bete, dass du nicht merkst, wie ich dich beobachte. Aber jedes Mal, wenn ich zu dir hinschaue, schaust du auch zu mir herüber. Ich ziehe das enge Korsett an, Strapse, Stringtanga, Strümpfe und Highheels. Ich werfe mich in Schale, donnere mich auf, denn schließlich komme ich ja alleine her. Ich habe mir geschworen, mich heute aufreißen zu lassen – am liebsten von einer Frau. Aber jetzt habe ich Angst, fühle mich verunsichert, traue mich nicht mehr, mich gehen zu lassen. Dich hier mit einer anderen zu sehen, macht mir klar, dass wir nicht mehr zusammen sind, und es kommt mir plötzlich vor, als wären wir erst gestern zum letzten Mal miteinander im Bett gewesen und nicht vor zwei Monaten.

Vielleicht sollte ich einfach eine kurze Runde durch den Raum drehen und dann wieder gehen, damit du denkst, ich hätte mir die Party angeschaut und sie langweilig gefunden. Ich will nicht, dass du mitbekommst, wie ich mich amüsiere – ich weiß auch nicht, warum. Und ich will erst recht nicht, dass du mitbekommst, wie ich mich *nicht* amüsiere, falls die Sache schlecht läuft und ich niemanden kennen lerne. Aber vor allem will ich nicht mitbekommen, wie du dich amüsierst, denn du hast unseren stillschweigenden Wettbewerb bereits gewonnen: Du bist mit einer schönen Frau hier.

Und ich stelle zum hundertsten Mal fest, dass sie tatsächlich sehr schön ist.

Aber ich kann dir nicht den ganzen Abend aus dem Weg gehen. Der Raum ist nicht sonderlich groß, es ist nur eine kleine Sexparty. Jetzt wird mir alles in seiner ganzen Tragweite klar: Ich treffe meinen Ex auf einer Sexparty. Der Albtraum eines jeden vergnügungssüchtigen Stadtmenschen. Mir bleibt keine Wahl, ich muss das Beste daraus machen, denn alles andere könnte ich nicht ertragen.

Als ich auf dich zugehe, um dich zu begrüßen, muss ich mich zum Lächeln zwingen. Und dann verliere ich doch fast die Fassung, denn als ich vor dir stehe, sehe ich, dass die Hand deiner vollbusigen Rothaarigen in deinem Schritt liegt, an deinem halb erigierten Schwanz.

Wir lächeln uns an, du richtest dich auf, wir umarmen uns. Es fühlt sich zugleich richtig und falsch an, deinen Körper zu spüren, und ich rieche ihr Parfüm, das sich mit deinem Schweiß mischt. Ich wünschte, ich hätte Parfüm aufgelegt; dann würdest du jetzt nach mir riechen, wenn du zu ihr zurückgehst. Als du mich umarmst, gleitet deine Hand über meinen Rücken, und einen Moment lang glaube ich, du willst mir an den Hintern fassen.

Da kommt mir plötzlich ein Gedanke: Wirst du mich etwa fragen, ob ich mich mit dir und deiner neuen Freundin amüsieren will? Schließlich haben wir uns nicht im Streit getrennt, obwohl es einzig und allein deine Idee war und obwohl du mich betrogen hast. Was, wenn du mich fragst – werde ich Ja sagen? Dann würde ich unseren Wettkampf haushoch verlieren, diesen Wettkampf, der nur in meinem Kopf stattfindet. Du und deine Freundin, ihr bedauert mich so sehr, dass ihr mir einen Mitleids-Fick anbietet. Oder, schlimmer, du findest mich noch attraktiv genug für einen One-Night-Stand, aber mehr bin ich dir nicht mehr wert. Mehr war ich dir vielleicht nie wert.

Ich bete, dass du mich nicht fragst. Aber dann unterhalten wir uns, du stellst mich ihr vor, und sie wirft mir einen spitzbübischen Blick zu. Plötzlich habe ich den Eindruck, dass sie mich fragen will. Und obwohl ich weiß, wie falsch das wäre, weiß ich doch gleichzeitig genau, dass ich Ja sagen werde. Ich will einfach dabei sein, zwischen euch sein, wissen, dass du sie nicht berühren kannst, ohne mich zu berühren, und sei es auch nur für einen kurzen Moment.

In meiner Vorstellung fickst du mich, ich schlinge meine Beine um deinen Körper, während du mich bearbeitest, dein Schwanz stößt in mich hinein, mein hellhäutiger Körper windet sich unter deinem sonnengebräunten, und du nimmst mich noch einmal, während ich anfange, mit deiner Freundin herumzumachen. Die Vorstellung ist schmerzlich erotisch und abstoßend zugleich. Mir wird fast schlecht von dem Gedanken, mich dir hinzugeben, und dennoch weiß ich, dass ich es tun werde, wenn du mich fragst oder wenn sie mich fragt. Ich warte auf diese Frage und gestehe mir nur halb ein, wie sehr ich darauf warte. Aber ihr verbündet euch gegen mich und versetzt mir den Gnadenstoß: Ihr fragt mich nicht.

Ich umarme dich noch einmal und entferne mich. Im Stillen hoffe ich, dass du nicht gemerkt hast, wie durcheinander ich bin. Ich gehe hinüber zum Erfrischungsstand und hole mir eine Flasche Wasser. Dann setze ich mich schwer atmend hin. Männer gehen vorbei und nicken mir zu, und ich habe Angst, dass einer von ihnen mich zum Spielen auffordert. Ich hätte schon Lust dazu, aber keiner dieser Männer ist so attraktiv wie du.

Ich hatte eigentlich vor, mir heute Nacht eine Frau zu suchen, einfach nur eine schnelle Nummer auf einer Sexparty, um ein paar bisexuelle Erfahrungen zu sammeln. Aber jetzt will ich einen Mann, denn du hast immer davon geträumt, mich mit einer anderen Frau zu erleben, und es ist nie dazu gekommen. Irgendetwas sagt mir, dass es dich vielleicht sogar eifersüchtig machen könnte, mich mit einem anderen Mann zu sehen. Aber vielleicht mache ich mir da nur etwas vor. Oder vielleicht muss es ein Mann sein, der viel attraktiver ist als du, der dir beweist, wie gleichgültig du mir inzwischen bist. Der dir beweist, dass ich vollkommen über dich hinweg bin.

Nach zwanzig Minuten sitze ich immer noch da, als plötzlich eine Frau auf mich zukommt. Sie ist schlank, Ende Zwanzig, mit dunklem, halblangem Haar und olivfarbener Haut. Sie trägt eine enge schwarze Lederhose, hohe Stiefel und ein glänzendes schwarzes Latexkorsett, das ihre kleinen Brüste zum Dekolletee zusammendrückt. Sie sieht umwerfend aus, genau dein Typ. Ich zucke leicht zusammen, als ich sehe, dass sie offenbar einen Strap-on trägt; ihre Hose beult sich an der entsprechenden Stelle aus. Sie kommt auf mich zu und stellt sich als Gina vor. Sie sagt, sie habe mich schon eine Weile beobachtet, und ich schaue sie fassungslos an. Ich glaube, von selbst hätte ich das nie gemerkt. Dann fragt sie mich, ob ich Lust auf ein Spielchen hätte.

»Woran hast du denn gedacht?«, frage ich.

»Ich würde gern mit dir rummachen, dir Lust schenken.«

»Und was noch?« Meine Stimme zittert ein wenig.

»Und dich so richtig durchficken.«

»Das würde mir gefallen«, sage ich.

»Es ist schon ganz schön voll da draußen. Wir sollten uns lieber schnell einen Platz suchen, damit ich dich auch ordentlich ficken kann.« Sie greift nach meiner Hand, die sich in ihrer klamm und linkisch anfühlt. Sanft führt sie mich nach draußen auf die Spielwiese.

Und es ist tatsächlich schon sehr voll hier: So voll, dass nur noch eine Matratze frei ist – schräg gegenüber von dir und deiner Begleiterin. Ich sehe mit Entsetzen, dass besagte Begleiterin nicht mehr nur ihre Hand an deinem Schritt hat. Jetzt liegt ihr Kopf in deinem Schoß, sie hat deinen Schwanz aus der Hose befreit und umschließt ihn mit dem Mund, bewegt sich auf und ab. Du schaust mich an, und ich weiß, du bemerkst meinen entsetzten Blick.

»Gefällt's dir hier?«, fragt Gina, und ich nicke.

»Ist schon in Ordnung«, sage ich stirnrunzelnd.

Wir sinken auf das frische, gestärkte Laken, und unsere Körper finden wie von selbst zueinander. Ich rieche ihren Duft, eine Mischung aus Frauenschweiß und Leder.

»Was machst du denn gern?«, fragt sie.

Ich zucke die Achseln. »Ach … ich küsse gern, und … äh …« Ich finde keine Worte – nicht, wenn du so dicht neben mir bist.

»Aber du lässt dich schon gern ficken, oder?«, fragt sie und legt ihre Hand verführerisch auf die Beule in ihrer Hose.

Ich nicke nervös, und sie lächelt.

Ihre Direktheit schockiert mich ein wenig, und ich spüre eine nagende Angst in mir. Doch dann erinnere ich mich daran, dass du mich bei unserer ersten Verabredung genau das gefragt hast, in genau denselben Worten – kurz nachdem ich dir erzählt hatte, dass ich es mag, wenn Männer schmutzige Sachen zu mir sagen. Damals sagte ich Ja, und du hast diese Information gut genutzt. Sehr gut sogar. In dieser ersten Nacht bin ich zweimal gekommen.

»Und wie sieht's mit dem Arsch aus?«

Jetzt bin ich sprachlos, überwältigt von Erinnerungen.

»Entschuldige«, sagt Gina. »Ich glaube, die höflichere Formulierung wäre: Was hältst du von Pospielen?« Ich weiß nicht recht, warum, aber ich zucke die Achseln. Ich kann mir nicht vorstellen, das hier zu machen, in aller Öffentlichkeit, während du mir zuschaust. Aber wenn ich Nein sage, werde ich nachher vielleicht zugeben müssen, dass ich in der ersten Nacht mit dir sehr viel mehr Spaß gehabt habe als jetzt. Und das darf auf keinen Fall passieren.

Gina küsst mich sanft auf die Lippen. Meine Augen wandern zu dir herüber, zum Kopf deiner Freundin, der sich über deinem Schwanz bewegt. Du hast die Hand leicht auf ihren Hinterkopf gelegt und betrachtest mich mit zusammengekniffenen Augen. Bist du eifersüchtig? Fasziniert? Erregt? Deine Freundin sieht einfach umwerfend aus, ihre lockige rote Mähne fällt auf deinen Bauch und über deine Schenkel, während sie sich ganz deinem Schwanz widmet. Ihr entzückender Hintern kommt in dem engen, knappen String, der meinem so ähnlich ist, gut zur Geltung. Ich frage mich, ob du mit ihr all die Dinge machst, die du mit mir gemacht hast.

»Abgelenkt?«, fragt Gina, und ihr Atem schlägt mir süß ins Gesicht.

Ich lache. »Tut mir Leid. Das da drüben ist mein Exfreund.«

»Er kriegt's gerade mit dem Mund gemacht«, sagt sie. »Das könntest du auch haben. Wie wär's?«

Mir schwirrt der Kopf; Gina küsst mich auf den Hals, und ich nicke. »Ja«, sage ich. »Das würde mir gefallen.«

Ihre Lippen gleiten an meinem Hals hinunter bis zu meinen Brüsten. Sanft befreit sie sie aus dem Korsett und nimmt die Brustwarzen abwechselnd in den Mund, und ich winde mich, als sie daran saugt und sanft mit den Zähnen daran knabbert. »Das gefällt mir«, sage ich. Sie beißt mich ein wenig fester, und ich streiche ihr mit der Hand durchs Haar. Dann arbeitet sie sich bis zum Saum des Korsetts hinunter, lässt ihre Zunge in meinen Bauchnabel gleiten, löst meine Strapse und beginnt, mir den String abzustreifen.

»Hm«, sagt sie. »Rasiert. Wie ungewöhnlich.«

»Ist ... ist das in Ordnung?« Ich beobachte, wie deine Freundin deine Eier leckt und ihre Hand an deinem glänzenden Schwanz auf und ab bewegt. Du schaust dabei mich an.

Als Antwort zieht Gina nur die Augenbrauen hoch und lächelt verschmitzt. Sie befestigt meine Strapse wieder und arbeitet sich dann mit Küssen an meinem Unterbauch hinunter. Ich spüre, wie ihre Zunge einfach so in meine Spalte gleitet, und keuche auf. Es ist so ungewohnt, den Kopf einer Frau dort unten zu spüren. Sie reizt meinen Kitzler mit der Zunge, und ich merke sofort, wie ich darauf anspringe. Ich lege mich rücklings auf die Matratze, spreize die Beine und überlasse ihr die Führung.

Mein Gott, fühlt sich das gut an. Ihre Zunge ist unglaublich; sie weiß ganz genau, was sie tut. So genau hast du das nie gewusst oder es mir zumindest nicht gezeigt. Ich stelle mir vor, wie sie deine neue Freundin leckt, während die deinen Schwanz im Mund hat. Ich stöhne leise, und Ginas Zunge malt Muster der Lust um meine Spalte.

Jetzt hebt deine Begleiterin den Kopf, setzt sich rittlings auf dich und schiebt deinen Schwanz in sich hinein. Sie reitet auf dir. Ich kann dein Gesicht nicht mehr sehen, nur noch deinen Schwanz, der hinein- und hinausgleitet, und den Rücken deiner neuen Freundin.

Ich weiß nicht, wie Gina das so unauffällig geschafft hat, aber sie hat einen Handschuh angezogen, ihn mit Gleitmittel eingerieben und zwei Finger in mich hineingeschoben. Ihre Zunge bearbeitet meinen Kitzler, sie fickt mich mit den Fingern, und ich stöhne auf. Ich könnte jederzeit kommen, doch sie lässt sich Zeit, spielt mit mir. Ganz anders als deine Begleiterin, die offensichtlich glaubt, sie wäre in einem Pornofilm. Sie hopst auf dir auf und ab, stöhnt und wirft den Kopf in den Nacken, sodass die rote Mähne ihr über den Rücken fällt. Ich frage mich, ob du ihr wohl gesagt hast, sie soll meinetwegen ein bisschen dicker auftragen.

Dann ist mir das egal, zum ersten Mal, seit ich hierher gekommen bin, denn Ginas Finger, drei inzwischen, haben meinen G-Punkt gefunden, und ihre andere Hand, mit Handschuh und Gleitmittel bestückt, stiehlt sich zwischen meine Pobacken, an die Öffnung. Sie spielt nur außen daran herum, doch das genügt – zusammen mit ihren Fingern an meinem G-Punkt und ihrer Zunge an meinem Kitzler –, um mich zum Orgasmus zu bringen. Während ich stöhne und mich in die Matratze kralle, schiebt sie einen Finger in meinen Hintern, sodass ich noch intensiver komme und aufschreie. Ich kann mich nicht beherrschen; ich schreie laut, wie ich es immer tue bei einem so intensiven Orgasmus. Ich höre vereinzelten Applaus und habe das merkwürdige Gefühl, etwas geleistet zu haben. Aber mir bleibt keine Zeit, nicht einmal für den Gedanken, ob du wohl gehört hast, wie ich gekommen bin, und eifersüchtig warst. Denn Gina hat ihre Handschuhe ausgezogen, öffnet ihre Lederhose und holt ihren Schwanz heraus.

Ich lege ihr die Beine über die Schultern, ziehe die Knie ein wenig an, und sie dringt rasch und mühelos in mich ein. Ihr Schwanz ist riesig, mit einer großen, runden Eichel und einem dicken Silikonschaft, und meine Muschi, die nach dem Orgasmus noch sehr empfindlich ist, erbebt und zieht sich zusammen. Gina hat offensichtlich nie die Handbücher für lesbischen Sex gelesen, in denen es heißt, dass die Größe keine Rolle spiele. Ich werde noch einmal kommen, das weiß ich, und Gina wird mich dazu bringen, ob ich nun will oder nicht. Sie schaut mir in die Augen, während sie mit den Hüften ihren Schwanz in mich hineintreibt, und beugt sich vor, um meine Brüste zu liebkosen. Wie hypnotisiert erwidere ich ihren Blick. Sie fühlt sich so gut an in mir. Dann wandern meine Augen weiter, und ich versuche zu sehen, was du gerade treibst – aber die Perspektive ist nicht gut, ich kann nichts erkennen. Gina lacht, zieht ihren Schwanz aus mir heraus und gibt mir einen Klaps auf den Oberschenkel.

»Möchtest du ihm zuschauen? Dann drehen wir dich am besten einfach um. So siehst du auch, dass du es besser besorgt kriegst als er.«

Sie bringt mich dazu, mich auf Hände und Knie zu stützen, den Hintern in die Luft zu strecken und die Beine zu spreizen. Dann besteigt sie mich von hinten, schiebt ihren Schwanz in mich hinein, füllt mich ganz aus. Sie bringt eine Hand unter meinen Körper und reibt an meinem Kitzler, während sie mich fickt, und es dauert eine ganze Weile, bis ich den Kopf hebe, um zu sehen, was du treibst. Du hast deine Begleiterin in dieselbe Stellung gebracht wie Gina mich und fickst sie von hinten, während du zu mir herschaust. Deine Augen sind wie Dolche. Doch dann begegnen sich unsere Blicke, und du lächelst, verlegen, als hätte ich dich ertappt. Aber mir ist das egal, denn Ginas Schwanz in meiner Muschi bringt mich wieder zum Höhepunkt. Und dann komme ich, schreiend, nicht, weil ich dich beeindrucken will, sondern weil es sich einfach so wundervoll anfühlt. Ich dränge mich an sie, und sie reibt weiter an meinem Kitzler, hält mich umschlungen, bis sie ganz sicher ist, dass ich fertig bin. Deine Rothaarige wirkt, als wäre sie auf allen vieren eingeschlafen: Sie bewegt rhythmisch die Hüften, wie in Trance. Ich sehe, dass dein Schwanz nicht richtig steif ist. Und plötzlich fühle ich mich schuldig, als hätte ich dir den Abend verdorben, als wäre ich dafür verantwortlich, dass dein Schwanz, den ich früher so geliebt habe, nicht mehr stehen will.

In Gedanken versunken, merke ich kaum, dass Gina mich immer noch fickt, immer noch an meinem Kitzler reibt. Ich bin bereits zweimal gekommen und kann mir gar nicht vorstellen, es noch ein drittes Mal zu schaffen. Aber als ich ihren Schwanz in seiner ganzen Länge spüre, wie er noch tiefer in mich hineinstößt, kreische ich auf vor Lust und weiß, dass ich früher oder später noch einmal kommen werde.

Gina fickt mich erst ganz langsam, bis ich mich von selbst an ihren Schwanz dränge, ihn tiefer in mich hineintreibe. Sie hat ihre Hand immer noch an meinem Kitzler, und ich fasse nach unten, um sie zu führen, drücke ihre Finger fester an mich, während sich unsere Körper rhythmisch im Takt bewegen. Und dann, ehe ich weiß, wie mir geschieht, komme ich ein drittes Mal, öffne mich weit für den Schwanz einer fremden Frau. Ich winde mich, bäume mich auf, ihr Schwanz in mir lässt mich erzittern, und als ich langsam die Augen öffne, sehe ich dich an. Mein Körper strahlt wohlige Befriedigung aus, und ich weiß plötzlich, dass ich es geschafft habe: Ich bin öfter gekommen als jemals bei dir in einer Nacht. Das ist ein zugleich erhebendes und scheußliches Gefühl.

Aber ihr, du und deine Rothaarige, seid im Gehen, und du blickst verbittert drein. Deine Begleiterin macht ein wütendes Gesicht. Ich frage mich, ob du wohl gekommen bist, und bin mir sicher, dass das nicht der Fall war. Das jagt mir einen weiteren Lustschauer durch den Körper, und ich muss tief Luft holen. Mein Gott, ich habe dir wehgetan. Ich habe dir wirklich wehgetan. Ich habe dich eifersüchtig gemacht, dich daran gehindert, deine Freundin richtig zu ficken. Ich bin ein schlechter Mensch. Aber ich bin nun einmal so intensiv gekommen.

Gina zieht sich von mir zurück und rollt mich auf meine Seite des Lakens, das jetzt ganz durchnässt ist. Sie wischt das Gleitmittel von meinen Schenkeln und von ihrem Schwanz, verstaut ihn dann wieder in der Hose, steht auf und holt mir ein Glas Saft. Ich trinke in kleinen Schlucken, und Gina schmiegt sich von hinten an mich. Ihr Schwanz beult jetzt wieder ihre Lederhose aus. Du stehst mit deiner Begleiterin in einer Ecke, ihr seht beide verärgert aus und streitet offensichtlich.

»Und, hattest du mehr Spaß als er?«, fragt Gina.

»Ja, ich glaube schon.« Und das macht mich traurig, richtig traurig.

»Schön für dich«, sagt sie, küsst mich ein letztes Mal und steht auf. Sie wirft mir eine Kusshand zu und verschwindet – auf der Suche nach ihrer Freundin? Oder ihrem Freund? Oder nach einer weiteren Zufallsbekanntschaft, die sie dreimal zum Orgasmus bringen und der sie alle verbliebenen romantischen Gefühle für eine alte Flamme austreiben kann?

Einige Zeit vergeht. Männer nicken mir zu, betrachten mit lüsternen Blicken meine gespreizten Beine. Ich lächle, nicke zurück, und sie gehen an mir vorbei, einer nach dem anderen, und ich freue mich an ihrer Lust. Ich betrachte abschätzig ihre Gesichter und bin überzeugt davon, jedem Einzelnen haushoch überlegen zu sein.

Doch dann sehe ich einen, dem ich nicht haushoch überlegen bin – oder vielleicht doch.

Du setzt dich neben mich. Du trägst immer noch deine Boxershorts und hast jetzt zusätzlich ein enges Tank-Top angezogen.

»Hallo«, sagst du.

»Hallo.« Ich sehe dich nicht an, denn plötzlich schäme ich mich.

»Gut siehst du aus.«

»Danke«, sage ich.

»Hat's dir Spaß gemacht mit dieser Frau ...«

»Gina«, ergänze ich, als könnte sie realer werden, wenn ich dir ihren Namen nenne – als könnte der Fick mit ihr dadurch realer werden. »Ja, ich hatte sehr viel Spaß.«

Dann schweigen wir unbehaglich, bis du schließlich herausplatzt: »Hör mal, ich habe viel an dich gedacht und ...«

Ich bin selbst überrascht, wie schnell ich reagiere und der Sache einen Riegel vorschiebe, noch ehe sie richtig anfängt. »Hör mal, das ist wirklich nicht der richtige Ort, um eine ›Lass uns noch mal über alles reden‹-Diskussion vom Zaun zu brechen. Vielleicht hast du ja schon mal was von Cafés gehört?«

Das klingt so gemein, dass ich selbst ganz erstaunt bin. So gemein bin ich sonst nicht. Und ich fühle mich auch gleich schuldig, denn ich sehe den Schmerz in deinen Augen, als du mich anschaust und Dinge denkst, die du nicht denken solltest.

Doch das alles hat ein Ende, als du dich vorbeugst und ich deine Lippen auf meinen spüre. Ich drehe mich nicht weg, erwidere den Kuss aber auch nicht. Ich lasse mich einfach von dir küssen, und deine Zunge gleitet in meinen Mund. Ich schmecke sie, die Rothaarige. Sie mischt sich in den Geschmack des Mundwassers, das du offenbar gerade im Bad verwendet hast. Hast du das etwa alles geplant und es nur für recht und billig gehalten, ihre Spuren zu entfernen, bevor du zu mir kommst?

»Wo ist denn deine Begleitung abgeblieben?«, frage ich in bitterem Ton, als unsere Lippen sich wieder voneinander lösen. Mir schwirrt der Kopf. Dein Kuss hat mir den Atem genommen, genau wie vor zwei Monaten, als wir uns zum letzten Mal geliebt haben.

»Sie ist weg«, erwiderst du. »Aber das war sowieso nichts Ernstes. Sie hat einen Freund in Santa Fe.« Du lehnst dich an mich, deine Hand liegt auf meinem Schenkel, gefährlich nah an meiner Muschi, die mit schmerzlichem Sehnen auf diese Nähe reagiert. Ich habe Lust auf dich. Es gefällt mir nicht, aber ich habe Lust auf dich.

»War sie sauer?«

»Ja.« Du lachst. »Herzlichen Dank.«

»Jederzeit gern.«

Du küsst mich noch einmal, und diesmal bleibe ich nicht regungslos. Ich begegne deiner Zunge mit meiner, und wir küssen uns verzweifelt, als wäre es das allerletzte Mal. Und in dieser Sekunde wird mir klar, dass ich nicht will, dass es das letzte Mal ist, dass ich das nicht ertragen kann. Ich spüre, wie deine Hand an meinem Schenkel hinaufwandert.

»Was machst du da?«, stöhne ich leise.

»Ich will dich ficken«, erwiderst du. »Bitte sag nicht Nein. Ich glaube, ich werde wahnsinnig, wenn du Nein sagst.«

»Du bist schon wahnsinnig, sonst würdest du das nicht tun.«

»Ich weiß.« Und wieder treffen sich unsere Lippen, unsere Zungen verschränken sich miteinander, und ich spüre deine Hand an meiner Muschi. Mühelos finden deine Finger meinen Kitzler. Ich stöhne. Ich will es, und so sehr ich mich auch bemühe, ich kann nicht verhindern, dass ich es will. Also dränge ich mich an dich, greife nach deinem Schwanz.

Er schlüpft ganz einfach aus deiner Hose, und es erscheint mir wie die natürlichste Sache auf Erden, ihn in die Hand zu nehmen. Deine Finger gleiten in mich hinein, und ich streichele deinen Schwanz, drücke dich auf die Matratze und lege mich neben dich, während du mich auf den Hals küsst. Dein Schwanz rutscht mir aus der Hand, als du dich an meinem Körper entlang nach unten bewegst. Deine Zunge berührt meine Schulter, meine Brüste, und dort hältst du inne, um die Brustwarzen aus dem Korsett zu befreien. Du nimmst jede abwechselnd in den Mund und saugst sanft daran. Aus

Erfahrung weißt du, dass das die beste Methode ist, um mich schnell in Fahrt zu bringen. Aber du musst mich gar nicht mehr in Fahrt bringen. Das hat Gina schon für dich erledigt, indem sie mich vor deinen Augen und vor den Augen deiner Begleiterin bis zur Besinnungslosigkeit gefickt hat. Und selbst wenn sie das nicht getan hätte: Ich brauche dich nur zu riechen und zu schmecken, schon reagiert mein Körper fast explosiv auf deine Berührung.

Du verweilst ein wenig an meinen Schenkeln, küsst mich dort und saugst daran, reizt mich, und dann legt sich dein Mund auf meine Möse. Mein Rücken wölbt sich, ich hebe den Hintern weit in die Höhe und kralle mich in das fadenscheinige Laken. Ich spüre deine Zunge auf meinem Kitzler und weiß in meinem tiefsten Innern, dass ich unmöglich noch einmal kommen kann. Das wären dann vier Orgasmen, und so etwas ist mir noch nie passiert. Aber deine Zunge wirkt wahre Wunder, ihre vertraute Berührung löst nie gekannte Gefühle in meinem Kitzler aus. Mich hat noch nie jemand geleckt, nachdem ich drei Orgasmen hatte. Bis heute hatte ich aber auch noch nie drei Orgasmen in Folge. Ich will dich wegschieben, doch als du dich auf meinen Kitzler konzentrierst und mich immer weiter antreibst, kann ich es nicht ertragen, mich von diesem Gefühl zu trennen, mich von dir zu trennen.

Ich nehme deinen Kopf in die Hände, schiebe dich von meiner Möse weg und schaue dir in die Augen, die jetzt traurig dreinblicken.

»Fick mich«, sage ich zu dir.

Du ziehst das Top und die Hose aus, und dein wundervoller, tätowierter Körper schiebt sich zwischen meine Beine. Ich spreize sie so weit wie möglich, und meine Möse ist wie ein hungriges Maul, bereit, deinen Schwanz zu verschlingen. Als du mich mit der Eichel berührst, will ich deinen Schwanz so sehr wie noch nie etwas anderes in meinem Leben. Ich spüre, wie er hineingleitet, und werfe den Kopf in den Nacken und stöhne auf.

Es tut ein bisschen weh; meine Möse ist sehr empfindlich, weil Gina mich so heftig gefickt hat. Doch schon nach ein paar Sekunden ist der leichte Schmerz verschwunden. Du tauchst in mich ein, und dein Schwanz fühlt sich so vertraut und tröstlich an. Du senkst deinen nackten Körper auf mich herab und hältst mich fest, und ich schlinge Arme und Beine um dich und ziehe dich eng an mich heran.

»Fick mich«, sage ich noch einmal. Ein paar Leute stehen um uns herum und befriedigen ihre voyeuristischen Gelüste, ohne zu wissen, was hier tatsächlich vor sich geht. Nie zuvor habe ich etwas so Idiotisches getan: mich dir wieder hinzugeben, dich wieder in mich aufzunehmen, nachdem wir uns doch getrennt haben. Aber ich denke nicht im Traum daran aufzuhören. Es ist das himmlischste Gefühl, das man sich vorstellen kann. Du fängst an, mich rhythmisch zu ficken, und richtest dich nach meinem Stöhnen. Ich kenne dich so gut, dass ich weiß, ob du mich fickst, um selbst zum Orgasmus zu kommen oder um mich zu befriedigen, und diesmal geht es dir nur um meine Lust. Und es funktioniert: Innerhalb kurzer Zeit bin ich kurz vor dem Orgasmus und flüstere dir ins Ohr, dass ich dich liebe.

Ich weiß, ich werde das bereuen, aber beim letzten Kuss konnte ich mich einfach nicht mehr bremsen. Und ob du es glaubst oder nicht, ich habe es ernst gemeint.

Du fickst mich schneller, und ich komme, winde mich unter dir, stöhne. Und jetzt spüre ich eine Veränderung in deinen Bewegungen – du bist selbst kurz vor dem Höhepunkt, und du wirst in mir kommen. »Komm für mich«, bettele ich, während mein Orgasmus noch in meinem Körper nachhallt. »Bitte. Komm in mir.« Du seufzt auf, und ich spüre, wie dein

Körper sich versteift und sich dann entspannt, als du dich in mich ergießt. Dein Saft überschwemmt meine Muschi, und ich fühle mich sicher und geborgen.

Vielleicht habe ich Recht damit, vielleicht aber auch nicht. Denn beim letzten Kuss vor deinem Orgasmus hast du gesagt: »Ich liebe dich auch.« Deine Stimme klang gepresst vom bevorstehenden Höhepunkt, und ganz egal, ob du es ernst gemeint hast oder nicht: Der Moment ist vollkommen, wie aus einem richtig billigen Liebesroman, wie eine Grußkarte mit einer schamlosen Schlampe darauf, umringt von einer kleinen Gruppe nackter, applaudierender Männer.

Das überrascht mich dann doch ein wenig: Als wir uns anziehen, nimmst du mich in die Arme und sagst es. Wollte ich das, wollte ich hören, dass du das sagst? Wahrscheinlich wollte ich es, ohne es selbst zu wissen. Ich rede nicht von »Ich liebe dich« – das hatte ich ja bereits gehört.

Nein, du hast gesagt: »Hast du Lust, einen Bissen essen zu gehen?«

Ich löse mich von dir und schaue dir mit gerunzelter Stirn in die Augen. »Soll das eine Verabredung werden?«, frage ich ernst.

»Ja«, sagst du. »Definitiv.« Nach kurzem Nachdenken fügst du hinzu: »Eine sehr merkwürdige, zugegeben.«

Ich schaue dir noch einen Augenblick in die Augen und lächle schließlich. Dann küsse ich dich, und zum ersten Mal an diesem Abend weiß ich, dass es nicht unser letzter Kuss sein wird und dass es nicht das letzte Mal gewesen ist, dass wir uns lieben. Das letzte Mal wird in ein paar Tagen, Wochen, Jahren stattfinden – wer weiß schon, wann? Das allerletzte Mal ist etwas Heiliges, und so sehr es mich auch erstaunt: Wir haben es noch vor uns.

Du kennst mich nicht

Du glaubst mich zu kennen, aber da irrst du dich. Dein leicht selbstgefälliger Blick sagt mir, dass du mich als den schüchternen Typ einstufst, als eine Art Mauerblümchen, strebsam und klug. Nun ja, auf jeden Fall klüger als du. Damit zumindest liegst du richtig. Und ich würde wetten, wenn du die Augen schließt und dir vorstellst, was ich wohl drunter trage, siehst du ein weißes oder auch pastellfarbenes, schlichtes Baumwollhöschen. Vielleicht findest du das ja irgendwie sexy, weil es so unschuldig wirkt. Vielleicht macht dich die Vorstellung an. Aber du solltest dich nicht zu sehr hineinsteigern, denn du liegst völlig falsch.

Sieh der Tatsache ins Auge: Du kennst mich nicht.

Und jetzt verrate ich dir ein kleines Geheimnis: Ich trage keine Pastellfarben. Nie.

Aber du glaubst immer noch, dass du mich kennst. Und es stimmt, du weißt einiges über mich. Du weißt zum Beispiel, dass ich all deine Fragen beantworten kann. Das ist mein Job, und den mache ich gut. Ich arbeite in der Rechercheabteilung, und wenn du irgendwelche Informationen brauchst – du brauchst sie natürlich immer sofort –, bin ich deine erste Anlaufstelle. Wenn ich die Antwort nicht ohnehin gleich im Kopf habe, hast du sie innerhalb einer Stunde. Ich bin gut. Ich weiß, wie ich mir eine Bibliothek zunutze machen kann. Und außerdem weiß ich, dass du mit deinen Kumpels über mich redest, dass ihr Witze reißt, euch erzählt, eine wilde Nacht würde mein eisiges Herz schon zum Schmelzen bringen. Oder, wie du es wahrscheinlich ausdrücken würdest: »Die muss einfach mal wieder richtig durchgefickt werden.«

Aber da irrst du dich.

Du kennst mich eben nicht.

Wenn du mich kennen würdest, wüsstest du genau, was ich brauche. Ich müsste es dir nicht sagen. Ich müsste dir die Regeln nicht erklären, die Vorschriften, die du befolgen musst, wenn du mit mir zusammen sein willst. Aber da du mich ja nicht kennst, mich nicht einmal ansatzweise verstehst, belasse ich es nicht bei einer Andeutung. Ich werde dir ganz genau erklären, was ich brauche.

Stell dir Folgendes vor: Du sitzt auf meinem Bett, auf dem äußersten Rand, schaust zu mir auf, und dein hübsches Gesicht blickt demütig. Geduldig erwartest du meinen nächsten Befehl. Ich stehe vor dir, in meinem schönsten schwarzen Korsett, perfekt geschnürt. Ich halte mich sehr aufrecht. Ich trage Netzstrümpfe und spitze, hohe Absätze, und mein langes, dunkles Haar ist nicht mehr zum ordentlichen Knoten gesteckt, sondern fällt offen herab. Es ist glatt und dicht und glänzt im Licht der zahlreichen, perfekt platzierten Kerzen. So hast du mich noch nie gesehen. Weder im wirklichen Leben noch in deiner Fantasie. Jetzt wird dir manches sehr viel klarer. Du begreifst, wie gründlich du dich in mir getäuscht hast. Du begreifst, dass du völlig falsch lagst, aber jetzt spielt die Vergangenheit keine Rolle mehr. Nur die Gegenwart ist noch wichtig.

Ich schaue dich an, sehe, wie du dich anstrengst, dich zu benehmen, wie dir der Kopf schwirrt von den Regeln, die ich dir früher an diesem Abend auseinander gesetzt habe. Wie kannst du meinem Willen ganz genau folgen, wo doch deine eigenen Wünsche immer stärker werden? Du willst mich einfach nur aufs Bett werfen und die Dinge mit mir tun, über die du mit den Jungs auf der dritten Etage redest. Mein Herz aus Eis zum Schmelzen bringen.

Aber es braucht sehr viel mehr, um mich zum Schmelzen zu bringen.

Ich schiebe das Ende meiner Reitgerte unter dein Kinn und zwinge dich, den Kopf zu heben und den Unterkiefer anzuspannen. Ich sage dir, was du als Nächstes zu tun hast, und meine Stimme klingt kalt, ruhig, gelassen. Als du antwortest, hat sich deine Stimme verändert. Ihr dunkler, voller Klang ist jetzt nicht mehr als ein Flüstern. Ein Zischen, wie Rauch in der Luft.

Ja, Herrin.

So ist es brav, will ich sagen. Guter Junge. Aber ich brauche nichts zu sagen. Ich muss einfach nur handeln. Handlungen haben Gewicht. Ich muss dir nicht sagen, dass du dich benehmen sollst. Ich bringe dich einfach dazu, dich zu benehmen, mit einer Mischung aus Macht, Stärke und einer kleinen, gezielten Dosis echter Schmerzen. Du tust, was ich will. Du legst dich bäuchlings auf das Bett, und dein Schwanz drückt sich an die Matratze. Du wartest, während ich um das Bett herumgehe, dich betrachte, und du hältst still, als ich noch einmal mit der Reitgerte deine Haut berühre. Doch diesmal verwende ich die Spitze meiner Waffe dazu, deinen Körper zu erforschen. Ich schiebe sie zwischen deine Schenkel, berühre deine Eier damit, schiebe sie in die Spalte zwischen deinen Pobacken.

Ich genieße jede Sekunde deiner Qual. Ich weiß, dass du Angst hast, und das erregt mich nur umso mehr. Ich weiß, dass du trotz deiner Angst erregter bist als je zuvor. Es ist deine geheime Fantasie, dich zu unterwerfen. Und meine ist es, dich mir zu unterwerfen.

Doch heute Nacht werde ich dich nicht erniedrigen. Keine Sorge. Ich will nur ein Regelwerk für die Zukunft aufstellen. Wir haben viel Zeit, einander kennen zu lernen. Heute Nacht will ich dir nur deinen Platz zuweisen und dir zeigen, was für einen Orgasmus es dir bescheren wird, dich zu unterwerfen.

Die Gerte ist heute nichts weiter als ein Accessoire, das dich erzittern lässt. Ich reize dich damit, bis du zu stöhnen beginnst, gebe dir ein paar leichte Klapse auf den nackten Hintern und beweise dir damit, dass du dich nicht weigern wirst, mein braver Junge zu sein. Im Gegenteil: Du reckst dich jedem Schlag entgegen.

Dann lege ich die Gerte beiseite und setze mich zu dir aufs Bett. Ich drehe dich um und reibe mit der Hand an deinem Schwanz. Ich bearbeite dich kräftig, genau im richtigen Rhythmus. Ich beträufele dich mit Gleitmittel, und du stöhnst auf, weil sich das so gut anfühlt. Die ölige Flüssigkeit erwärmt sich an meiner Haut, und du beginnst, dich zu winden und zu stöhnen. Es ist seltsam für dich, dass du nackt bist und bearbeitet wirst, während ich voll bekleidet bin und die Macht habe. Ich sehe in deinen Augen, wie du versuchst, damit zurechtzukommen. Du hast gedacht, ich würde stöhnen, nicht wahr? Keineswegs. Zumindest nicht jetzt. Jetzt will ich dich ausquetschen mit meiner Faust, und ich betrachte dich mit meinem eisigen Blick und warte auf den Höhepunkt deiner Lust.

»Noch nicht«, sage ich zu dir. »Noch nicht.« Doch du kannst nicht mehr warten.

Als du kommst, heftig und schnell in meiner Hand kommst, als du ungehorsam bist, weil einfach kein Gehorsam mehr möglich ist, lächle ich in mich hinein. Ich habe noch sehr viel vor mit dir; ich kenne Wege, dich immer höher und höher hinauf zu treiben, deine Grenzen immer mehr zu erweitern. Und du hast keine Ahnung – denn du kennst mich nicht.

Als sie tanzen war

Ich sag's ihr nicht, wenn du es ihr nicht sagst.

Es war schließlich ein Fehler. Wir wollten ja gar nicht, dass das passiert. Oder … zumindest du nicht.

Ich wollte es wohl irgendwie schon. Vorher nicht, aber währenddessen. Immerhin habe ich es zugelassen. Ich wusste ja, was passiert. Ich hatte das natürlich nicht geplant, aber … ich wusste, was passiert, als es passierte – und ich habe es trotzdem zugelassen.

Ich gestehe also: Ich bin die Böse. Du warst sicher einfach nur verwirrt, vielleicht auch ein bisschen betrunken, das weiß ich nicht so genau. Und du warst geil. Richtig geil. Und dein Schwanz war hart. Richtig hart. So hart, dass ich mir nicht sicher bin, ob ich heute überhaupt gehen kann. Und das will was heißen …

Ich sag's ihr nicht. Und du wirst es ihr auch nicht sagen. Sie wird es nie erfahren. Es bleibt unser kleines Geheimnis, ich verrate es nie auch nur einer Menschenseele.

Aber ich werde mich daran erinnern. Ich werde daran denken. Okay, ich will dir nichts vormachen: Ich werde sehr oft daran denken. Sehr, sehr oft.

Weißt du, ich war erregt. Es macht mich immer ganz heiß, wenn sie nicht da ist. Ich bin schon feucht, bevor sie die Tür hinter sich zugemacht hat. Ich weiß dann, dass ich das Zimmer ganz für mich allein habe, dass ich jede Menge Zeit habe für meine ... Spielchen. Ich habe selbst ein paar Dessous, nur ganz wenige, die verstecke ich unter der Matratze. Da verknittern sie natürlich, also muss ich sie erst glatt streichen. Aber an mir sehen sie trotzdem gut aus. Nichts Besonderes – ein knapper String und ein Mieder, das meinen Bauch nur zur Hälfte bedeckt. Meine Brüste sehen darin richtig toll aus, weil es die Brustwarzen so betont. Und die richten sich immer auf, wenn ich mich in dieser Aufmachung betrachte.

Aber das war nur der Anfang. Ich bin anders als sie. Ich traue mich nicht, in diese Geschäfte zu gehen und richtig erotische Dessous zu kaufen. Aber ich habe mir ihre angeschaut, und ich weiß, sie geht in solche Läden. Ich habe in die Schublade geschaut, in der sie ihre Wäsche aufbewahrt. An den Wochenenden, als sie nicht da war. Als ich allein war.

Ihre Dessous sind richtig sexy.

Letzte Nacht ist Folgendes passiert:

Du weißt nichts davon, aber sie ist übers Wochenende weggefahren. Kennst du ihre Freundin aus der Stadt? Du weißt schon, die kennt all diese berühmten DJs aus Europa. Von der hat sie in letzter Minute eine Karte für einen absolut exklusiven Klub bekommen, wo ein richtig heißer DJ aufgelegt hat. Und du weißt doch, wie gern sie tanzt. Natürlich weißt du das. Sie tanzt *wahnsinnig* gern. Und sie sieht sehr sexy aus beim Tanzen. Jedenfalls hat sie eine Karte für diesen hippen Klub bekommen. Sie ist das ganze Wochenende weg, und deshalb war sie gestern Nacht auch nicht da. Sie musste sofort los, um noch rechtzeitig dort zu sein, und ihr Handyakku war leer, darum hat sie dich nicht angerufen. Sie hat mich gebeten, dir Bescheid zu sagen.

Ups. Hab ich wohl vergessen.

Ich habe schon früher mal ein paar Sachen von ihr anprobiert, ohne zu fragen. Sie würde mir fast alles leihen, bis auf die Sachen aus ihrer Wäscheschublade, das geht ihr zu weit. Also habe ich gar nicht erst gefragt. Ich habe einfach etwas herausgenommen und angezogen – so als würde ich mich gerade zum Ausgehen fertig machen, für irgendein anrüchiges Etablissement, einen Stripteaseklub oder so was. Du hast es letzte Nacht nicht sehen können, weil es dunkel war, aber ich bin sicher, du hast es schon mal bei besserer Beleuchtung an ihr gesehen. Bestimmt hat sie das Licht angelassen und es dir vorgeführt. Vielleicht hat sie sogar für dich getanzt, so wie ich für mich allein vor dem Spiegel getanzt habe, bevor du aufgetaucht bist. Das Set ist weiß und pink, irgendwie jungfräulich, aber auch nuttig, weil es so knapp, so zart und durchsichtig ist. Ich habe es nie an ihr gesehen, aber ich kann es mir vorstellen, und ich bin sicher, es sieht umwerfend an ihr aus.

Dann habe ich ein paar ihrer Schminksachen ausprobiert, den knallroten Lippenstift, den sie »Schwanzlutscher-Rot« nennt. Sie sagt, wenn sie diesen Lippenstift trägt, muss sie dir jedes Mal einen blasen. Wahrscheinlich hat sie dir erzählt, wie sie die Farbe nennt. Ich habe auch Lidschatten aufgelegt, dieses billige Achtzigerjahre-Blau, das sie trägt, wenn sie tanzen geht. Den habe ich ganz dick aufgetragen. Dann habe ich mich in dem großen Spiegel an der Zimmertür betrachtet. Ich sah wirklich aus wie ein Flittchen. Wie eine Stripperin oder so was. Der BH ist ein Push-up; sie hat etwas weniger Busen als ich, deshalb saß er bei mir sehr eng, und meine Brüste wirkten doppelt so groß wie sie sind. Richtig frech und einladend sahen sie aus in diesen Körbchen.

Und dazu noch ihre pinkfarbenen Strapse, die weißen Strümpfe, der passende pink-weiße String mit der Rosenstickerei am oberen Bündchen. Der ist so was von knapp. Ich kann mir gar nicht vorstellen, dass sie den je in der Öffentlichkeit trägt. Das kleine V mit der Rose darauf endet höchstens zwei Zentimeter über meiner Muschi. Ich zog den Tanga über die Strapse, um ihn ausziehen zu können, ohne sie abzunehmen. Aber das weißt du ja schon.

Weißt du, vielleicht hatte ich das Ganze doch irgendwie geplant, denn ich hatte dieses Set schon mal in ihrer Wäscheschublade gesehen. Vielleicht habe ich mich deswegen auch rasiert, gestern Morgen, unter der Dusche. Mich ganz rasiert – meine Muschi war vollkommen glatt. Vielleicht hatte ich also wirklich vor, die Sachen anzuprobieren. Es war ein schönes Gefühl, gestern den ganzen Tag die enge Jeans an meiner nackten, glatten Haut zu spüren, denn ich hatte nichts drunter an. Ich würde sterben vor Scham, wenn irgendwer wüsste, dass ich mich da unten rasiere.

Aber jetzt weißt du es ja. Du hast es letzte Nacht herausgefunden.

Ich habe keinen Freund wie sie. Es gibt also niemanden, der es sehen könnte. Ich habe einfach selbst Spaß daran. Ich mag es, so glatt zu sein da unten ... aber jetzt weißt du es. Jetzt weißt du alles. Du weißt, dass ich mir die Muschi rasiere, und du weißt, wie ich mich von innen anfühle. Ich werde schon wieder wahnsinnig feucht, wenn ich nur daran denke.

Es war noch früh, etwa elf. Ich ließ die Hände über meinen Körper gleiten, berührte den glatten Satinstoff und das Spitzengewebe, das meine Brüste liebkoste, berührte meinen Bauch, meine Hüften, meine Muschi. Von draußen kam Musik, irgendeine große Party, auf der sich alle besaufen. Ich hatte keine Lust auf diese Party. Ich hatte auch allein meinen Spaß.

Also habe ich selbst Musik laufen lassen, auf voller Lautstärke, wie in einem Klub. Du kennst doch diese CD von ihr? *Musik zum Strippen* oder so ähnlich? Ein wilder, harter Sound mit vielen stöhnenden Frauenstimmen. Jede Menge Gitarren, wildes Schlagzeug, tiefer Bass ... Wenn sie die CD auflegt, erregt mich das jedes Mal, auch wenn sie direkt neben mir sitzt. Ich werde jedes Mal feucht.

Die habe ich also auf voller Lautstärke laufen lassen. Und dann habe ich den Rock angezogen. Ich habe ihn schon oft an ihr gesehen, und jedes Mal war ich irgendwie neidisch. Er sitzt so tief auf den Hüften, dass ihr Tanga darunter hervorschaut. Und er ist so kurz, dass man alles sieht, wenn sie zu schnell aufsteht. Und zwar wirklich alles – wir reden hier nicht von einem kleinen Blick, den man erhascht, wenn sie nicht aufpasst.

Aber du weißt ja schon, dass ich den Rock anhatte, denn du hast ihn mir gestern Nacht ausgezogen. Du hast ihn mir ausgezogen und mich gefickt. Wahrscheinlich warst du der Grund, dass ich mir gerade diesen Rock ausgesucht habe. Denn sie hat mir erzählt, dass sie ihn nur anzuziehen braucht, wenn sie will, dass du sie richtig gut fickst.

Außerdem hat sie mir erzählt, was du mit ihr gemacht hast, als sie den Rock zum ersten Mal anhatte. Wie sie sich da plötzlich auf der Brücke wiedergefunden hat, über das Geländer gebeugt, mitten in der Nacht, und wie du ihr den Rock hochgeschoben und es ihr besorgt hast, richtig intensiv, sodass sie praktisch sofort gekommen ist und dann gleich noch mal, bevor du deine Ladung abgeschossen hast, und sie hat sich nicht darum geschert, ob irgendwer sie hören konnte. Ja, das hat sie mir erzählt. Sie hat mir erzählt, du hättest den Rock so weit hochgeschoben, dass er gerissen ist und sie ihn nähen musste. Und sie hat erzählt, wie du sie versohlt, sie »mein kleines Mädchen« genannt, sie in den Nacken gebissen und schmutzige Sachen zu ihr gesagt hast, und noch mehr so unanständiges Zeug. Mein Gott, ich bin so feucht geworden, als sie mir das erzählt hat. Ich dachte immer, du bist ein netter Kerl, vielleicht hat es mich deshalb so angemacht. Aber ich glaube auch, dass sie umwerfend aussah, da auf der Brücke, mit dem Hintern in der Luft und den weit gespreizten Beinen. Sie hat mir erzählt, wie sie beim zweiten Orgasmus geschrien hat. Und beim dritten. Von dem dritten wusstest du wahrscheinlich gar nichts. Es war ihr peinlich, weil es passiert ist, als du sie versohlt hast. Da ist sie ganz heftig gekommen. Das hätte ich dir wahrscheinlich nicht sagen sollen. Es war ihr peinlich, dir zu erzählen, dass sie durch deine Schläge gekommen ist, aber so war es nun mal. Daran denke ich wirklich oft.

Ich denke überhaupt sehr oft an diese Geschichte – streng genommen die ganze Zeit. Ich könnte einen Orgasmus nach dem anderen kriegen, wenn ich daran denke, wie du sie auf der Brücke gefickt hast. Darum habe ich den Rock angezogen. Und darum habe ich auch das bauchfreie Top angezogen, das sie trug, als du sie auf der Brücke gefickt hast. Das Top, das du hochgeschoben hast, um ihre Brüste anzufassen, während du es ihr von hinten besorgt hast. Das bauchfreie Top mit der Aufschrift »Porn Star«. Und in gewisser Hinsicht ist sie seit dieser Nacht ja auch ein Pornostar, denn sie hat mir davon erzählt, und jetzt spielt sie die Hauptrolle in all meinen Fantasien. Sie steht da, über das Geländer gelehnt, während du sie fickst und ihre Titten anfasst. Ich mag es, wenn sie dieses Top trägt, es sieht toll an ihr aus. Ihre Brustwarzen zeichnen sich darunter ab, weißt du noch? Sie trägt ja keinen BH darunter, und man sieht ihre Brustwarzen, auch wenn sie nicht hart sind. Sie sind allerdings meistens hart, wenn sie dieses Top trägt. Sie hat mir erzählt, dass sie es gern hat, wenn ihr die Männer auf die Brüste schauen. Du weißt doch bestimmt noch, wie sexy sie aussieht in diesem Top, unter dem sich die Brustwarzen aufrichten und aller Welt verkünden, dass sie feucht wird unter den Blicken der Männer? Natürlich weißt du das noch. Du schaust ihr wahrscheinlich selbst die ganze Zeit auf die Brüste, wenn sie das Top trägt. Ich mache das auch immer. Manchmal fällt es mir richtig schwer, wieder wegzuschauen.

Und jetzt malten sich meine darunter ab. Meine Brustwarzen. Obwohl ich einen BH trug, saß der leichte Stoff doch so eng über meinen Brüsten, drückte sie nach oben, drängte sie an den engen Baumwollstoff. Wie gesagt, ich habe etwas mehr Busen als sie, also saß das bauchfreie Top wirklich eng, es spannte ein wenig über den Brüsten, und ich konnte es nicht besonders weit nach unten ziehen. Es ließ meinen ganzen Bauch frei. Ich fand das sehr sexy. Ich fand meine ganze Aufmachung sehr sexy, vor allem, weil unter dem Saum des Rockes die weiße Spitze oben an den Strümpfen hervorlugte. Das ließ mich daran denken, wie unglaublich kurz dieser Rock war, und dass ich diese nuttigen Strapse trug. Ich sah wirklich toll aus. Du hast mich nicht sehen können, weil es dunkel war, aber ich sah wirklich richtig toll aus.

Vor allem sah ich toll aus, als ich anfing zu tanzen. Ich stellte mir vor, ich wäre eine Stripperin und würde ein wenig tanzen, ganz allein für mich. Als ich sah, wie toll ich aussah, wurde ich noch viel feuchter. Mein Kitzler begann zu pulsieren. Ich ließ die Hände über meinen Körper gleiten und zog den Rock nach oben, sodass ich den Tanga sehen konnte und meine rasierte Muschi. Ich fuhr mit dem Finger über die Stelle, wo der Riss war, und dachte daran, wie du ihr den Rock so heftig hochgeschoben hast, dass er gerissen ist, wie du daran gezerrt hast, weil du es nicht erwarten konntest, deinen

Schwanz in sie reinzustecken. Es hat mich richtig heiß gemacht, die gerissene Stelle zu spüren, sie zu berühren. Ich bewegte mich zur Musik und fragte mich, wie es wohl wäre, wenn mich jemand sehen könnte. Ich betrachtete meinen Körper beim Tanzen, versuchte, mich noch erotischer, noch nuttiger, noch provokativer zu bewegen. Ich sah toll aus. Richtig heiß sah ich aus.

So heiß, dass ich mich irgendwann nicht mehr beherrschen konnte.

Ich holte meinen Vibrator unter der Matratze hervor und drehte mich mit dem Rücken zum Spiegel. Dann beugte ich mich nach vorn, sodass der Rock über meinen Hintern hochrutschte und ich das pinkfarbene Spitzenhöschen sehen konnte. Ich schob den Rock noch weiter nach oben, spreizte die Beine ein wenig und zog den Tanga beiseite, den Blick auf den Spiegel geheftet.

Dann fing ich an, mich zu ficken.

Wenn ich mich damit ficke, schalte ich den Vibrator nicht ein. Mir gefällt einfach nur die Form. Ich mag es, ihn so hart in meiner Muschi zu spüren, an dem Punkt dort oben, der mich immer zum Orgasmus bringt. Das ist der G-Punkt. Den hast du gestern Nacht auch berührt, ganz wunderbar sogar. Wahrscheinlich liegt es daran, wie dein Schwanz geformt ist. Es hat mich sehr überrascht, aber du hast ihn jedes Mal genau berührt, bei jedem Stoß. Ich werde schon wieder ganz feucht, wenn ich dir das erzähle.

Da stand ich also, habe mich vorgebeugt und mich von hinten gefickt und dabei über die Schulter in den Spiegel geschaut. Ich habe beobachtet, wie sich mein Hintern auf und ab bewegte, und mir vorgestellt, dass ich keinen Vibrator, sondern einen Schwanz in mich hineinstieß.

Eigentlich hätte ich sofort kommen können. Ich war so

nah dran, dass ich aufhören musste, denn ich wollte noch nicht. Erst wollte ich noch ein bisschen tanzen. Ich bewegte mich zur Musik, spürte, wie sie durch meinen Körper pulsierte. Ich war so unsagbar feucht, ich hätte jeden gevögelt, der ins Zimmer gekommen wäre. Nimm das bitte nicht persönlich.

Ich fing an zu schwitzen, als ich so in dem kleinen Zimmer tanzte. Das bauchfreie Top wurde ein bisschen feucht. Und das hat mich auf die nächste Idee gebracht. Ich ging zu ihrem Nachttisch hinüber und holte ihr Parfüm heraus. Ich trage eigentlich kein Parfüm. Und es hat mich ... na ja, ehrlich gesagt, es hat mich erregt, so zu tun, als wäre ich sie. Sie ist wirklich sehr sexy, weißt du? Natürlich weißt du das. Du weißt ganz genau, wie sexy sie ist.

Also habe ich mein Kinn gereckt und mich mit dem Duft eingesprüht.

Vielleicht habe ich ein bisschen viel genommen. Es duftete sehr intensiv. Aber jetzt roch ich wie sie. Ich tanzte noch ein bisschen, und meine Erregung wuchs. Am liebsten hätte ich einen großen Spiegel am Bett gehabt, dann hätte ich die Beine gespreizt, mich in dieser sexy Aufmachung gefickt und zugeschaut, wie ich den Vibrator in meine Muschi stoße. Aber ich hatte keinen großen Spiegel, und ich wollte nur noch gefickt werden. Also legte ich mich auf mein Bett.

Der Vibrator glitt mühelos hinein, der Kunststoff fühlte sich hart an in meiner Muschi, drängte sich an den G-Punkt. Ich hörte mein Stöhnen, so laut, dass ich Angst hatte, die Nachbarn könnten mich auch hören, trotz der Musik. Ich würde jeden Moment kommen, aber eigentlich wollte ich immer noch nicht. Ich mochte es, mich zu ficken. Ich wollte mich so heftig ficken wie nur möglich.

Und dann bin ich wohl auf die Idee gekommen.

Ja. Sie hat's mir erzählt. Alles.

Sie hat es mir detailliert beschrieben. Keine Angst, das schockiert mich nicht. Ich finde es irgendwie cool. Ich finde es sexy, dass sie das mag. Es ist schon ziemlich verdorben, aber gut verdorben. Irgendwie mutig. Waghalsig. Sexy eben.

So wollte ich es auch besorgt kriegen. Wie sie.

Ich hatte schon genug gehört, um zu wissen, dass man etwas braucht, um ihn leichter hineinzukriegen. Aber ich hatte natürlich nichts. Wenn ich den Vibrator in mich reinstecke, brauche ich normalerweise kein Gleitmittel. Dann bin ich immer schon so feucht, dass er einfach reinflutscht, ehe ich mich versehe. Aber es ist schon etwas anderes, ihn *da* reinzustecken. Ich hatte noch nie irgendetwas da drin.

Inzwischen natürlich schon.

Aber gestern Abend noch nicht.

Sie hat jede Menge Gleitmittel in ihrer Wäscheschublade. Das habe ich beim Herumstöbern entdeckt. Große Tuben, richtig groß, mindestens ein Liter. Aber das weißt du ja, du machst das ja ständig mit ihr.

Ich wollte es machen, es wenigstens ausprobieren. Ich wollte mir etwas da reinstecken, und ich war so erregt, dass ich sicher war, es würde mir gelingen.

Also habe ich mich bäuchlings auf mein Bett gelegt, den Hintern in die Luft gereckt und die Tube aufgeschraubt.

Dann habe ich ein bisschen von dem Zeug auf meinem Hintern verteilt ... aber es schien mir noch nicht genug zu sein. Also habe ich etwas mehr genommen und es dann mit der Hand verrieben. Ich habe auch etwas auf die Spitze des Vibrators geträufelt. Einen dicken, feuchten Klecks. Dann habe ich ein bisschen unbeholfen den Arm nach hinten gestreckt und versucht, den Vibrator hineinzuschieben.

Und ich habe ihn auch reingekriegt – etwa zwei Zentimeter. Es hat sich gut angefühlt. Richtig gut. Aber das weißt du bestimmt. Du musst doch gemerkt haben, dass mir das gefällt. Aber es kam so unerwartet. Ich fing am ganzen Körper an zu zittern und dachte, ich würde kommen.

Und so ist es dann passiert. Es war ein richtiges Schlachtfeld.

Überall Gleitmittel.

Ich habe völlig die Nerven verloren. Ich weiß, das ist albern, aber es war mir so wahnsinnig peinlich. Ich weiß ja nicht mal, wo man das Zeug kauft. Jetzt hatte ich ihr ganzes Gleitmittel verbraucht, und sie würde alles herausfinden, und außerdem war mein Bett voll von dem Zeug, genau in der Mitte, wo ich normalerweise schlafe. Und mein Bett ist nicht so breit, dass ich auf der anderen Seite hätte schlafen können.

Ich war wütend auf mich. Es war mir unendlich unangenehm. Ich hatte das Gefühl, richtig in der Klemme zu sitzen.

Die Handtücher haben auch nichts genützt. Absolut gar nichts. Damit habe ich das Gleitmittel nur noch mehr verteilt, es zog ins Laken ein und in die Matratze. Ich weiß, ich weiß, man soll eine Matratzenauflage verwenden. Und nachdem ich alle vorhandenen Handtücher dreckig gemacht hatte bei dem Versuch, das Gleitmittel aufzuwischen, war es auch Essig mit der großartigen Idee, auf einem Stapel Handtücher zu schlafen.

Tja … sie würde ihr Bett ja heute sicher nicht mehr brauchen.

Und ich war nicht so verrückt, jetzt noch weiterzumachen. In ihrem Bett würde ich nie masturbieren. Niemals.

Ich hatte eine Stunde lang versucht, das Gleitmittel aus meinem Bett zu entfernen, und war todmüde. Ich fühlte mich schuldig, kam mir vor wie eine Idiotin, und obwohl meine

Muschi sich so sehr danach sehnte, war ich viel zu durcheinander. An einen Orgasmus war nicht mehr zu denken.

Also ließ ich es bleiben. Aber ich hatte keine Lust, mich auszuziehen. Ich war zu erschöpft, und außerdem trug ich diese Kleider gern.

Und waschen musste ich sie ja ohnehin. Also habe ich nur ihre aufreizend hochhackigen Schuhe abgestreift. Dann schaute ich ein letztes Mal in den Spiegel, auf mein umwerfendes Spiegelbild, und warf ihm eine Kusshand zu.

Und dann kroch ich in ihr Bett.

Ich finde es toll, wie sie riecht. Und damit meine ich nicht nur ihr Parfüm, ihre Seife und den ganzen Kram, sondern den Geruch ihres Körpers. Das geht dir wahrscheinlich genauso. Es ist ein moschusartiger, erotischer Duft, und manchmal erregt es mich richtig, sie zu riechen, wenn wir beide hier allein sind. Oder auch, wenn sie nicht da ist und ihr Geruch in ihrer Bettwäsche und ihren Kleidern hängt.

Gut, ich geb's zu. Ich habe an ihren Kleidern gerochen. Nicht sehr oft, aber manchmal habe ich diesen zusätzlichen Reiz eben gebraucht. Sie riecht einfach so gut. So sexy.

Und da lag ich dann im Dunkeln in ihrem Bett und wurde immer geiler. Ich wollte unbedingt einen Orgasmus haben. Aber ich hatte ein ungutes Gefühl nach der Sache mit dem Gleitmittel. Also versuchte ich zu schlafen.

Es hat ewig gedauert, mindestens eine Stunde. Ich lag da, in ihrem Duft, dachte an sie, dachte an dich. Stellte mir vor, wie ihr beide es in diesem Bett getrieben habt, wo ich jetzt versuchte zu schlafen. Stellte mir vor, wie du … diese Sache mit ihr gemacht hast.

Als mir langsam die Augen zufielen, habe ich meine Muschi berührt. Nur ein bisschen, um zu sehen, ob sie noch feucht war. Und das war sie. Sehr feucht sogar. Es war schön, sie anzufassen, aber ich wusste, dass ich nicht zu weit gehen durfte. Ich wusste, dass ich nicht kommen durfte.

Schließlich bin ich dann doch eingeschlafen. Kennst du das, wenn man ganz plötzlich fest schläft? So war das bei mir. Und als ich aufwachte, wusste ich erst weder, wo ich war, noch was das für ein Geräusch sein konnte, da am Fenster.

Ich sah dein Bein auf der Fensterbank und gleich darauf den Rest von dir. Du hast das Fenster hinter dir zugezogen und verriegelt.

Es war ziemlich dunkel. Die Straßenlampen werden hier um halb drei abgeschaltet, wahrscheinlich, um Strom zu sparen. Keiner von uns beiden konnte also viel sehen.

Du bist sehr rücksichtsvoll, ein Gentleman. Ich hörte, wie du dich an mein Bett geschlichen und dich darüber gebeugt hast. Ich wusste immer noch nicht recht, wer ich war, wo ich war und was da passierte, aber wenn ich daran zurückdenke, scheint mir, dass du dich vergewissern wolltest, ob ich da bin.

Ich hörte, wie du auf mein Kopfkissen geklopft hast, um ganz sicher zu sein.

Dann hörte ich das Geräusch eines Reißverschlusses.

Du hast dich ganz ausgezogen. Langsam kam ich wieder zur Besinnung, während ich dalag und auf die Geräusche lauschte.

Dann hörte ich Schritte, leise, auf Zehenspitzen.

Ich spürte, wie dein Körper unter die Decke glitt. Dein nackter Körper.

Und ich gebe es zu: Gleich, als ich diese Berührung spürte, wollte ich es. Ich wollte, dass du mich fickst. Zuerst wusste ich nicht recht, wer ich war: sie oder ich, in meinem Bett oder in ihrem – und ich wusste nicht, ob du mein Freund warst oder ihrer. Aber als dein nackter Körper meinen berührte, war mir das alles egal.

Ich lag auf dem Rücken und spürte dein Gewicht auf mir. Du bist sehr groß, und du hast dich schwer angefühlt – sexy, hart, imposant. Meine Muschi wäre sofort feucht geworden, wenn sie nicht ohnehin schon feucht gewesen wäre.

Du hast dein Gesicht an meinen Hals gedrückt und meinen Duft tief eingesogen. Du hast ihr Parfüm gerochen, vielleicht auch ihren Duft auf dem Kissen, am Laken und an der Bettdecke. Ich weiß es nicht. Auf jeden Fall hast du nicht einen Augenblick gezögert.

Du hast mich geküsst.

Ich spürte, wie deine Zunge in meinen Mund eindrang, mich öffnete. Sofort richteten sich meine Brustwarzen auf, und meine Muschi wurde feucht und begann zu pulsieren, so sehr, dass ich alles getan, jede Rolle gespielt hätte, um einen Schwanz in sie hineinzukriegen. Und dann spürte ich dein bereits steifes Glied, es drückte sich an meinen Bauch, als du mich geküsst hast.

Ich wimmerte leise, als ich spürte, wie meine Brustwarzen sich jetzt ganz hart an deine nackte Brust pressten. Du hast genau gewusst, was ich anhabe und wie du es mir ausziehen musst.

Du hast das Top nach oben geschoben und den BH aufgemacht.

Dann hast du angefangen, an meinen Brustwarzen zu saugen.

Nur ein Wort. Ich hätte nur ein Wort sagen müssen, und alles wäre vorbei gewesen. Du hättest gewusst, dass ich nicht sie bin. Aber ich biss mir auf die Lippen, erlaubte mir nicht einmal zu stöhnen, aus Angst, du könntest etwas merken. Du hattest mich ja noch nicht stöhnen hören. Nun, inzwischen schon. Inzwischen hast du mich sehr häufig stöhnen hören.

Also hielt ich still, spürte die elektrisierende Berührung deiner Lippen und deiner Zunge an meinen Brustwarzen. Spürte, wie sich deine Zähne sanft darum schlossen, zart hineinbissen.

Sie mag das, ich weiß es. Sie hat mir erzählt, wie sehr ihr das gefällt. Manchmal bringt sie das allein schon fast zum Orgasmus. Ich mag es auch, aber das habe ich bis jetzt noch niemandem erzählt. Nicht einmal ihr, als sie mir erzählt hat, dass sie es mag. Da bin ich nur rot geworden und habe mich abgewendet. Ich glaube, sie erzählt mir gern Sachen, von denen ich rot werde.

Ich legte die Arme um deine Schultern und drückte deinen Kopf fester an mich. Du hast stärker gesaugt und mit einer Hand sanft meine andere Brustwarze geknetet. Die freie Hand wanderte an meinem Körper entlang.

Als du den Rock ertastet hast, hast du leise gesagt: »Ich liebe es, wenn du diesen Rock trägst.«

Dann hast du mich heftig geküsst, deine Zunge tief in mich hineingestoßen. Dein Schwanz an meinem Bauch war jetzt wahnsinnig steif. Er kam mir so riesig vor, dass ich ein bisschen Angst hatte. Ich spürte, wie du mir beim Küssen den Rock hochgeschoben hast.

Dann hast du mir den String ausgezogen.

Ich lag regungslos da, wie versteinert, als du das Höschen über meine bestrumpften Schenkel und meine Fesseln nach unten gezogen hast. Ich konnte nichts sehen, aber ich hörte dich tief Luft holen.

»Ich liebe den Geruch deiner Muschi«, sagtest du.

Da fing ich an zu stöhnen, weil ich mich einfach nicht mehr beherrschen konnte. Du hast dich wieder an mir hinaufgearbeitet, meine Strümpfe geküsst und die Spitzenränder.

Dann hast du dich ganz meinen Schenkeln gewidmet.

Deine Zunge näherte sich langsam, mit kreisförmigen Bewegungen, meiner Muschi.

Und das war der Punkt, nach dem es kein Zurück mehr gab. Jetzt hätte ich wirklich etwas sagen sollen. Ich weiß nur nicht genau, was. Vielleicht: »Du solltest das nicht tun. Ich bin nicht deine Freundin ...«

Aber ich habe nichts gesagt.

Ich habe nur langsam die Beine gespreizt, so weit wie möglich.

Als deine Zunge meinen Kitzler zum ersten Mal berührte, verkrampfte sich mein ganzer Körper, ich riss den Mund weit auf und krallte mich in das Laken, das nach ihr roch. Ich steckte mir die Faust in den Mund und biss darauf, um nicht laut zu schreien, so gut fühlte sich das an. Es war, als würde ich den Vibrator an meinen Kitzler drücken, kurz nachdem ich ihn in mir hatte, als wäre ich schon an der Schwelle zum Orgasmus, als würdest du mir zu Hilfe kommen, um mich so weit zu bringen.

»Du hast dich rasiert«, sagtest du zwischen meinen Beinen hervor, und deine Stimme klang tief und heiser vor Verlangen. »Du weißt, wie sehr ich mir das gewünscht habe. Danke. Deine Muschi sieht so sexy aus, wenn sie rasiert ist.«

Wieder senkte sich deine Zunge auf meinen Kitzler, und meinem verschlossenen Mund entfuhr ein jämmerliches kleines Wimmern. Ich wand und krümmte mich unter deiner Berührung.

Dann bist du wieder nach oben gekommen und hast gesagt: »Heute Nacht werde ich dich richtig gut vögeln. Ich will dir zeigen, was es mir bedeutet, dass du das für mich getan hast. Dass du dich rasiert und extra für mich angezogen hast. Du bist eine kleine Schlampe, und das gefällt mir verdammt gut, Baby. Ich werde dich ficken, bis du schreist. Du wirst drei Tage nicht mehr laufen können, Baby.«

Mehr brauchte ich nicht. Diese Wörter hätten schon fast genügt, um mich zum Höhepunkt zu bringen, aber erst bei der nächsten entschlossenen Berührung deiner Zunge war es so weit. Ich kam so intensiv, dass ich meine Hand aus dem Mund nahm und den tiefen, zitternden Lustschluchzern freien Lauf ließ. Ich glaube, so intensiv bin ich vorher noch nie gekommen ... und das war ja nur der Anfang.

Du hast nicht aufgehört. Du hast mich gierig immer weiter geleckt, als wärst du ganz verrückt nach dem Geschmack meiner Muschi, verrückt nach der glatt rasierten Haut. Ich konnte mich nicht mehr beherrschen. Ich wand mich auf dem Bett, krallte mich in das Kissen, schlug darauf ein, so fest ich konnte, und kam und kam und kam. Und du hast nicht aufgehört, bis ich schließlich nur noch mit schwacher, leiser Stimme »Bitte ... bitte ... bitte« jammern konnte. Ich konnte dich nicht einmal mehr bitten, die Lust zu beenden, die mich so vollkommen überwältigte. Ich war ganz und gar in deiner Macht, hilflos deinem Mund ausgeliefert, der mich verschlang. Ich machte mir nicht einmal mehr Sorgen darüber, dass du herausfinden könntest, wer ich war, aber ich glaube, dass meine Stimme in diesem Zustand ihrer so ähnlich war, dass du nichts gemerkt hast. Da hast du deinen Mund von meiner Muschi gelöst, und ich hörte dich auf dem Bett herumrutschen und spürte dann dein ganzes Gewicht auf mir.

Ich wusste, was jetzt passieren würde.

Du würdest mich ficken.

Auch da hätte ich die Sache noch aufklären können, aber ich konnte wirklich keinen klaren Gedanken mehr fassen. Ich war nur noch ein zuckendes Bündel Lust, da unter dir auf dem Bett. Und ich wollte deinen Schwanz so sehr, ich hätte dir sogar weisgemacht, Eleanor Roosevelt zu sein, wenn dich das dazu gebracht hätte, ihn mir reinzustecken.

Ich hatte schon mal Sex, ich bin keine Jungfrau mehr.

Vielleicht ist es dir nicht so klar, aber du bist wirklich gut gebaut. Du hast einen riesengroßen Schwanz. Vor allem die Eichel. Die ist so prall – wenn ich Zeit zum Nachdenken gehabt hätte, hätte ich dir nie erlaubt, sie in mich zu stecken. Auch nicht, wenn du nicht ihr Freund gewesen wärst. Ich wusste ja schon, wie groß dein Schwanz ist, das hat sie mir erzählt. Sie erzählt mir alles. Sie hat mir erzählt, dass sie sich erst daran gewöhnen musste, dass sie sich am Anfang richtig anstrengen musste, um ihn in sich hineinzukriegen. Aber jetzt findet sie das toll.

Ich fand es gleich von Anfang an toll, trotz der ersten Welle der Angst, als ich merkte, dass es gleich passieren würde, als ich spürte, wie deine Eichel sich an meine Muschi drückte, zwischen meinen geschwollenen Schamlippen auf und ab glitt, sich dick und groß in meinen Eingang drängte. Du bist gewöhnt, sie zu ficken, und ich weiß, dass sie es gern schnell und hart hat, ohne großes Vorspiel, ohne großes Drumherum, einfach gleich ganz tief hinein.

Und so hast du es auch mit mir gemacht.

Aber ich bin wohl enger gebaut als sie, da unten. Dein Schwanz stieß in mich hinein, und ich wölbte den Rücken, und ... versteh mich nicht falsch, es fühlte sich gut an, unglaublich gut, aber trotzdem glaubte ich zuerst, dass es mich gleich zerreißen würde. Und ich hätte dich aufgehalten, wenn ich dazu in der Lage gewesen wäre.

Das war ich aber nicht, denn ich kam immer noch.

Natürlich nicht richtig, ich war nicht mehr mitten im Orgasmus. Aber die Wellen liefen immer noch durch meinen

Körper, und ich hatte das Gefühl, dass ich gleich noch einmal kommen würde. Meine Muschi war so empfindlich, so unglaublich empfindlich, und sie zog sich durch den intensiven Orgasmus so fest zusammen, dass sie dich nicht in sich aufnehmen wollte.

Außerdem habe ich ja keinen Freund. Ich bin das nicht gewöhnt. Das letzte Mal hatte ich vor etwa einem Jahr Sex, und insgesamt habe ich es noch nicht besonders oft getrieben. Vor allem nicht mit einem Mann von deiner Größe.

Als dein Schwanz also in mich eindrang, riss ich den Mund weit auf und streckte instinktiv die Arme aus, presste meine Handflächen an deine Brust. Ich wollte nicht, dass du ihn wieder herausziehst, aber mein Instinkt und meine Reflexe sagten mir, dass ich nicht in der Lage war, ihn aufzunehmen, dass das völlig unmöglich war. Also wollte ich dich wegschieben.

Ich glaube, sie mag es ein bisschen rauer. Um genau zu sein, weiß ich das sogar. Ich weiß von den Handschellen, ich weiß, dass sie es mag, wenn du ihre Handgelenke fest hältst. Aber trotzdem hat es mich völlig überrascht.

Du hast meine Handgelenke umfasst und meine Arme nach unten gedrückt, dich vorgebeugt und mich mit deinem ganzen Gewicht auf das Bett gepresst. Dann hast du deinen Schwanz mit aller Kraft in mich hineingestoßen, so heftig, dass ich glaubte zu explodieren. Ich hatte das Gefühl, dass dein Schwanz mich völlig ausfüllt, dass er eigentlich oben wieder rauskommen müsste. Und das war noch lange nicht alles.

Wahrscheinlich magst du das auch. Du magst es ein bisschen rauer. Du magst es, sie ein bisschen zu zwingen, nichts Perverses natürlich, aber ich weiß, dass ihr es oft so macht. Ich weiß, dass du sie fest hältst und sie dann heftig fickst. Richtig heftig.

Und das hast du jetzt mit mir gemacht, während ich hilflos unter dir lag, gefesselt durch dein Gewicht und deine Hände, die meine Handgelenke an die Matratze drückten und mich zwangen, dich in mich aufzunehmen. Ich wusste, wenn ich den Mund aufmachte, auch nur ein Wort sagte, würde alles herauskommen. Und stell dir einmal vor, wie ich mich gefühlt habe, als mir das Seminar einfiel, das ihr besucht habt. Die Sache mit den Safe-Wörtern. Mir fiel ein, dass ich ihr Safe-Wort nicht kannte, dass also nichts, was ich sagen würde, dich dazu bringen konnte aufzuhören, dass ich absolut und vollkommen machtlos war und ganz dir gehörte.

Und das wirklich Überraschende daran ist: In diesem Moment bin ich gekommen.

Heftig gekommen. Es war keine Fortsetzung des ersten Orgasmus, wie es manchmal passiert, wenn ich mit dem Vibrator masturbiere. Es war ein völlig neuer Orgasmus, auf einer ganz anderen Ebene. Als du deinen Schwanz in mich hineingestoßen hast, bin ich so intensiv gekommen, dass ich – das schwöre ich – kurz das Bewusstsein verloren habe. Ich verlor mich in dem Gefühl, von deinem Schwanz gepfählt zu werden, von dir ans Bett gefesselt zu sein.

Warum habe ich dich nicht gestoppt? Ich hätte nur deinen Namen sagen müssen, dann hättest du meine Stimme erkannt, hättest gewusst, dass ich nicht sie bin. Aber ich habe es nicht getan. Wahrscheinlich wollte ich nicht.

Als die Empfindungen nachließen und der intensivste Orgasmus meines Lebens noch in mir nachhallte, hörte ich dich etwas sagen. »Du bist heute wahnsinnig eng«, hast du geknurrt, in rauem, unsensiblem, gefühllosem Ton. »Seit wann bist du denn 'ne Jungfrau?«

Bei jeder anderen Gelegenheit hätte mich das maßlos aufgeregt. Ich kann es nicht ausstehen, wenn die Leute mich für eine naive Jungfrau halten. Aber aus irgendeinem Grund habe ich nicht so reagiert, als du mich fest gehalten und mich gefickt und das gefragt hast. Ich habe völlig anders reagiert.

Ich bin noch einmal gekommen.

So etwas hatte ich noch nie erlebt. Einfach so zu kommen, überraschend und plötzlich, ohne damit zu rechnen. Das war unglaublich. Absolut unglaublich. Ich hätte alles für dich getan. Und deshalb habe ich nicht Nein gesagt, als du dich aus mir zurückgezogen, von neuem meine Handgelenke umfasst und mich gezwungen hast, mich aufzusetzen. Kein echtes und auch kein gespieltes »Nein«. Ich wollte es so sehr, und ich ahnte, was jetzt kommen würde.

Gut, ich hab's noch nie gemacht. Das heißt, jetzt natürlich schon. Aber vor gestern Nacht noch nie. Ich hätte nie gedacht, dass ich das wollen würde. Und ich hätte ganz bestimmt nie gedacht, dass ich es tun würde, nachdem er gerade in meiner Muschi war.

Aber ich gehörte dir. Absolut und vollkommen. Ich hatte keinen eigenen Willen mehr, wollte nur noch deinen Schwanz – auf jede erdenkliche Weise.

»Nimm ihn in den Mund!«, sagtest du, und der Ton deiner Stimme verriet mir, dass du das immer zu ihr sagst. Ich weiß natürlich, dass sie es macht. Sogar recht häufig. Es gefällt ihr richtig. Sie erzählt mir immer wieder davon. Sie schluckt sogar gern.

Und ich hatte nicht einmal Angst, dass du merken könntest, dass ich nicht sie bin. Ich war einfach … na ja, ich wollte es. Ich wollte es unbedingt.

Also habe ich mich darauf eingelassen.

Dein Schwanz ist wirklich riesig. Riesengroß. Eigentlich passt er gar nicht recht in meinen Mund. Ich muss den Mund weit aufmachen, ganz weit. Und das habe ich getan, und dann habe ich daran gelutscht.

Mein Gott, es war unglaublich. Jedes Mal, wenn ich deine dicke Rute tief in mich hineinnahm, spürte ich ein Pulsieren in meiner Muschi. Ich wollte ihn so sehr, ganz und gar.

Ich weiß, dass sie auch Deep-Throating macht. Sie erzählt mir ja alles. Sie hat mir sogar erklärt, wie das geht. Allerdings hat sie bestimmt nicht damit gerechnet, dass ich es an dir ausprobieren würde.

Aber mir war jetzt alles egal. Ich wollte deinen Schwanz ganz in mir haben.

Also habe ich tief eingeatmet, ganz tief, denn dein Schwanz ist wirklich riesig. Und als ich deine pralle Eichel hinten in der Kehle spürte, habe ich geschluckt.

Versteh mich nicht falsch: Ich hatte Angst. Du bist so groß. Und ich hatte das ja noch nie gemacht, noch nie einen Schwanz gelutscht und erst recht noch nie einen in meiner Kehle gehabt. Ich hatte furchtbare Angst. Aber ich wollte es so sehr. Wenn ich gekonnt hätte, hätte ich einen Rückzieher gemacht. Und du hättest mich das auch tun lassen – ich hätte einfach nur deinen Namen sagen müssen, und du hättest gewusst, wer ich bin. Aber ich konnte den Gedanken nicht ertragen, deinen Schwanz nicht an all den Stellen meines Körpers gehabt zu haben, in die er hineinpasst – selbst wenn er eigentlich gar nicht hineinpasst.

Ich habe mitgezählt. Ich brauchte etwa acht Anläufe. Sie braucht meistens nur zwei oder drei, das weiß ich, und ich lief rot an und hatte Angst, du könntest merken, dass ich nicht sie bin, weil ich so lange brauchte, um ihn zu schlucken. Aber falls du den Unterschied bemerkt hast, hast du nichts gesagt. Du hast einfach nur den Kopf in den Nacken gelegt und gestöhnt.

Und das hat mich so angemacht. Dein Stöhnen zu hören und zu wissen, dass ich der Auslöser bin. Hätte ich meinen Vibrator an meinen Kitzler drücken können, ich wäre gekommen. Aber das ging natürlich nicht. Sie hasst Vibratoren, hat noch nie einen benutzt.

Also griff ich nach unten und berührte meinen Kitzler, und schon passierte es.

Das wurde langsam richtig merkwürdig. Ich war noch nie auf diese Weise gekommen, und ich wusste auch gar nicht, dass eine Frau überhaupt kommen kann, wenn sie dem Mann einen bläst. Jeder weiß doch, dass der Film *Deep Throat* heillos übertrieben ist. Ich weiß wirklich nicht warum, aber dein Schwanz, der meine Kehle ausfüllte, hat mich einfach überwältigt. Es war, als gäbe es eine direkte Verbindung zwischen deinem Schwanz und meinem Kitzler, und ich musste nur dreimal ganz leicht daran reiben, schon war es so weit.

Du hast rhythmisch deine Hüften bewegt, und mein Mund nahm jeden kleinen Stoß entgegen. Jetzt war es ganz einfach; meine Kehle war weit offen, und ich hatte mich vollkommen in den Rhythmus eingefunden. Ich dachte nicht einmal mehr daran, wie groß dein Schwanz ist und dass ich ihn nicht in mich reinkriegen könnte ... Ich dachte nur noch daran, wie es mich erregte, ihn zu schlucken, dass ich ihn wollte, dass ich ihn brauchte, mehr als je etwas anderes in meinem Leben. Ich hörte dich stöhnen, auf diese bestimmte Weise, wie ihr Männer das tut. Ich habe zwar nicht viel Erfahrung, aber das hatte ich schon einmal gehört, und ich wusste, was es bedeutete. Du warst fast so weit. Ganz nah dran. Und ich wusste, wenn ich so weitermache, würdest du kommen, in meinem Mund. In meiner Kehle. Das jagte mir einen neuen, intensiven, überwältigenden Schauer der Erregung durch den Körper, und ich wollte es. Ich wollte dein Sperma, obwohl ich es noch nie geschmeckt hatte, obwohl ich nicht wusste, ob ich überhaupt in der Lage sein würde, zu schlucken. Aber ich weiß, dass sie schluckt, also dachte ich mir, dass es schon klappen würde. Und ich wollte es so sehr, ich hätte alles darum gegeben.

Aber du hattest noch etwas anderes vor. Du warst noch nicht fertig mit mir.

Du hast mich dazu gebracht, mich umzudrehen und mich auf Hände und Knie zu stützen. Ich weiß, dass sie diese Stellung liebt. Ich mag sie auch. Ich hatte es zwar so noch nie gemacht, aber ich wusste, dass es mir gefallen würde. In meiner Fantasie träume ich oft davon.

Aber dein Schwanz schien immer noch zu groß zu sein, und in dieser Stellung fiel es mir schwerer, ihn in mich aufzunehmen. Meine Muschi fühlte sich noch enger an und dein Schwanz noch größer als vorher. Vielleicht habe ich deshalb gekeucht, vielleicht habe ich deshalb so laut aufgestöhnt, als ich deine Eichel wieder an meiner Muschi spürte.

Aber ich wollte deinen Schwanz. Ich wollte ihn mit aller Macht.

Also bin ich dir entgegengekommen, und du hast ihn schnell hineingestoßen, so wie sie es gern hat. Und wie ich es wollte, hart und gnadenlos. Du hast ihn so fest in mich hineingestoßen, dass es beinahe wehtat – nur beinahe, nicht richtig.

Und du hast mich gefickt. Hart und schnell hast du mich gefickt, hast deinen Schwanz mit den Hüften in mich hineingestoßen, und ich habe mich auf dich zu bewegt. Mein Gott, ich bin so intensiv gekommen. Ich weiß nicht, warum, ich hätte gar nicht mehr kommen dürfen. Schließlich war ich doch schon dreimal gekommen … oder viermal? Vielleicht auch fünfmal. Ich weiß es nicht. Aber ich kam noch einmal, so intensiv, und ich stöhnte und stöhnte, und es war mir egal, ob du merken würdest, dass ich es bin. Mir war alles egal, bis auf deinen Schwanz, tief in mir, an meinem G-Punkt – das habe ich dir ja schon erzählt. Vielleicht bin ich deshalb so intensiv gekommen. Vielleicht wollte ich deshalb unbedingt, dass du in mir kommst.

Aber das hast du nicht getan. Wenigstens nicht dort. Ich spürte, wie deine Hand an meinem Rücken entlangglitt, über den hochgezogenen Rock, die Strapse. Ich spürte, wie dein Daumen sich an mein hinteres Loch drückte.

Und ich hörte dein viel sagendes Lachen.

»Du bist ja schon bereit für mich«, sagtest du.

Nachdem du deinen Schwanz aus mir herausgezogen hast, fühlte er sich genauso groß an wie beim Hineinstoßen. Er hinterließ eine große Leere in mir, in meiner Muschi, und ich wollte, dass du diese Leere wieder füllst.

»Bitte«, stöhnte ich leise. »Bitte ... bitte ...«

Ich wusste genau, was jetzt passieren würde. Und ich wollte es wohl auch. Ja, ich wollte es ganz bestimmt. Aber ich hatte auch Angst. Es hatte sich so gut angefühlt, als ich den Vibrator nur ein bisschen in meinen Hintern geschoben hatte, aber dein Schwanz ist so groß. Wirklich riesengroß.

Trotzdem bat ich dich nicht aufzuhören. Ich schaffte es nicht einmal, dich zu bitten, vorsichtig zu sein. Ich weiß, dass es anfangs schwer für sie war, ihn so in sich aufzunehmen, weil er so groß ist. Aber inzwischen fällt es ihr ganz leicht, und es gefällt ihr. Und du liebst es, es ihr so zu besorgen.

Also hast du dir nicht viel Zeit genommen. Und warst überhaupt nicht vorsichtig.

Du hast ihn mir einfach hineingestoßen, und ich riss die Augen auf in der Dunkelheit. Das Gefühl überwältigte mich.

Das Blut pochte mir in den Ohren, und ich spürte, wie mein Loch sich dehnte, größer wurde. Ich hatte gedacht, es würde wehtun, und das tat es vielleicht auch, etwa eine Sekunde lang. Doch dann warst du in mir, und ich konnte es selbst nicht glauben, aber ich öffnete mich ganz für dich. Ich nahm dich so in mich auf, wie ich geglaubt hatte, es nie zu können. So, wie sie es mag, weißt du – auf ganz unanständige Weise.

Und es war ein unglaubliches Gefühl.

Es fühlte sich so gut an, dass ich mich dir entgegenstreckte. Ich spürte, wie du tief in meinen Hintern eindrangst, und du hast mir nicht einmal einen Augenblick Zeit gelassen, um wieder zu Atem zu kommen.

Du hast mich hart und schnell gefickt, als wäre es dir egal, ob es sich für mich gut anfühlt oder nicht. Aber es fühlte sich gut an. Es war ein unglaubliches Gefühl. Erinnerst du dich an das, was ich dir über deinen Schwanz und meinen G-Punkt erzählt habe? Ich weiß, das ist unmöglich, aber es fühlte sich an, als würde dein Schwanz mich genau dort berühren – als würde er meinen Kitzler von innen berühren. Ich wusste, ich würde noch einmal kommen.

Und du ebenfalls. Ich glaube, ich bin da hinten ziemlich eng, und vielleicht war das besonders gut für dich. Auf jeden Fall warst du nicht sehr lange in mir, vielleicht zwanzig, dreißig Stöße, ich weiß es nicht genau. Dann hörte ich dich stöhnen, und ich wusste, du kommst in meinem Hintern.

Und das brachte mich so weit – das verschaffte mir den intensivsten Orgasmus von allen. Ich kam so heftig, dass ich mir in die Lippe biss. Sie fühlt sich jetzt noch wund an. Ich glaube, ich habe sogar angefangen zu weinen, so gut hat es sich angefühlt. Ich habe nach den Kissen gegriffen, sie quer durchs Zimmer geworfen. Ich habe die Handflächen an die Wand gepresst und mich dir entgegengereckt. Ich fühlte deine Stöße, hörte dein Stöhnen und wusste, dass du in mir kommst, an einem Ort, an dem noch nie jemand gewesen war.

Es kam mir vor, als würde dein Orgasmus sehr lange dauern. Als dein Schwanz aus mir herausglitt, fühlte sich alles dort drinnen unglaublich feucht an. Ich hatte weiche Knie und zitterte. Du hast dich neben mir aufs Bett sinken lassen, und ich wand mich und konnte gar nicht glauben, was für Gefühle durch meinen Körper strömten.

Ich war wie in Trance. Ich rutschte im Bett herum und zog die Kleider aus, weil ich meinen Körper nackt an deinen schmiegen wollte. Du lagst ganz still, hast tief geatmet, und ich habe mich an deinem Körper gerieben. Du warst völlig verschwitzt. Ich leckte dir den Schweiß von der Brust, und der salzige Geschmack machte mir wieder Lust auf dich. Ich spürte, wie meine Muschi schmerzte, sich immer noch nach deinem Schwanz sehnte, obwohl du es mir so wahnsinnig gut besorgt hattest. Ich war richtig traurig, wünschte mir, ihn jede Nacht zu haben bis an mein Lebensende, jede Nacht deinen Schwanz in mir zu haben. Aber ich wusste, das war nicht möglich, also beschloss ich, dich einfach zu lieben, so lange es noch ging. Was war schon dabei? Du hattest dich ja schließlich nicht beschwert.

Ich schmiegte mich an dich, spürte deinen nackten Körper an meinem und hörte dir beim Schlafen zu.

Das ist es, woran ich mich erinnere, das ist meiner Ansicht nach passiert. Wenn du dich nicht daran erinnern kannst, war es vielleicht ein bisschen anders. Aber eines weiß ich genau: Wir sollten das nie wieder tun. Nie mehr.

Ich habe kein Auge zugetan, lag einfach nur da, mein Gesicht an deiner Brust, und sog deinen Geruch ein. Jetzt roch ich nicht einmal mehr sie. Ich spürte nur, wie sich deine Brust im Schlaf hob und senkte, spürte deinen weichen Schwanz, feucht und salzig in meiner Hand, und ich hielt ihn fest und dachte daran, wie er sich in mir angefühlt hatte. Ich fühlte mein Herz schlagen und dachte immer und immer wieder darüber nach, was ich wohl sagen würde, wenn du aufwachst.

Ja, und das habe ich nun gesagt. Ich habe dir die ganze Geschichte erzählt und dir erklärt, warum alles so gekommen ist. Als Antwort auf deinen fragenden Blick, als du mir in die Augen geschaut hast, als Antwort auf all die vielen Fragen. Und vielleicht erzählst du mir ja deine Seite der Geschichte, damit ich begreifen kann, warum ich neben all den Fragen in deinen Augen nicht die kleinste Spur Ärger oder Reue gesehen habe, nicht einmal die kleinste Spur eines Schuldgefühls.

Das verstehe ich wirklich nicht. Ich weiß nicht, warum du mich so unbefangen angeschaut, warum du gelächelt hast. Natürlich mit einem gewissen Erstaunen, aber durchaus erfreut, vielleicht sogar zufrieden. Oder – ich weiß nicht – erleichtert? Das war irgendwie eigenartig. Du hast mich angeschaut, als würdest du dich freuen, mich zu sehen. Und anstatt zu sagen: »Was hast du denn hier zu suchen? Und warum hast du mein Sperma im Hintern?«, hast du mich angelächelt, mir übers Haar gestrichen und meinen Namen gesagt. Du hast »Guten Morgen« gesagt und dann meinen Namen.

Aber du musst schon zugeben, dass das alles ganz schön eigenartig ist.

Es war ein Unfall. Und wir dürfen das nie, nie wieder tun.

Was machst du denn da? Oh, wow. Das solltest du aber nicht. Natürlich fühlt sich das gut an, aber … nein. Lass das. Nein, wirklich. Ich mein's ernst.

Oh, wow.